TÃO PERTO... TÃO LONGE...
ACOMPANHAMENTO TERAPÊUTICO (AT)

Editora Appris Ltda.
1.ª Edição - Copyright© 2024 do autor
Direitos de Edição Reservados à Editora Appris Ltda.

Nenhuma parte desta obra poderá ser utilizada indevidamente, sem estar de acordo com a Lei nº 9.610/98. Se incorreções forem encontradas, serão de exclusiva responsabilidade de seus organizadores. Foi realizado o Depósito Legal na Fundação Biblioteca Nacional, de acordo com as Leis nos 10.994, de 14/12/2004, e 12.192, de 14/01/2010.

Catalogação na Fonte
Elaborado por: Josefina A. S. Guedes
Bibliotecária CRB 9/870

S587t
2024

Silveira, Ricardo Wagner Machado da
   Tão perto...Tão longe... Acompanhamento terapêutico (AT) / Ricardo Wagner Machado da Silveira. – 1. ed. – Curitiba: Appris, 2024.
   113 p. : il. ; 21 cm. – (Coleção Saúde Mental).

   Inclui referências.
   ISBN 978-65-250-6446-8

   1. Acompanhamento terapêutico. 2. Cartografias. 3. Direitos e lutas sociais. I. Silveira, Ricardo Wagner Machado da. II. Título. III. Série.

CDD – 150.7

Livro de acordo com a normalização técnica da ABNT

Appris
editora

Editora e Livraria Appris Ltda.
Av. Manoel Ribas, 2265 – Mercês
Curitiba/PR – CEP: 80810-002
Tel. (41) 3156-4731
www.editoraappris.com.br

Printed in Brazil
Impresso no Brasil

Ricardo Wagner Machado da Silveira

TÃO PERTO... TÃO LONGE...
ACOMPANHAMENTO TERAPÊUTICO (AT)

Appris editora

Curitiba, PR
2024

FICHA TÉCNICA

EDITORIAL	Augusto Coelho
	Sara C. de Andrade Coelho

COMITÊ EDITORIAL
- Ana El Achkar (Universo/RJ)
- Andréa Barbosa Gouveia (UFPR)
- Antonio Evangelista de Souza Netto (PUC-SP)
- Belinda Cunha (UFPB)
- Délton Winter de Carvalho (FMP)
- Edson da Silva (UFVJM)
- Eliete Correia dos Santos (UEPB)
- Erineu Foerste (Ufes)
- Fabiano Santos (UERJ-IESP)
- Francinete Fernandes de Sousa (UEPB)
- Francisco Carlos Duarte (PUCPR)
- Francisco de Assis (Fiam-Faam-SP-Brasil)
- Gláucia Figueiredo (UNIPAMPA/ UDELAR)
- Jacques de Lima Ferreira (UNOESC)
- Jean Carlos Gonçalves (UFPR)
- José Wálter Nunes (UnB)
- Junia de Vilhena (PUC-RIO)
- Lucas Mesquita (UNILA)
- Márcia Gonçalves (Unitau)
- Maria Aparecida Barbosa (USP)
- Maria Margarida de Andrade (Umack)
- Marilda A. Behrens (PUCPR)
- Marília Andrade Torales Campos (UFPR)
- Marli Caetano
- Patrícia L. Torres (PUCPR)
- Paula Costa Mosca Macedo (UNIFESP)
- Ramon Blanco (UNILA)
- Roberta Ecleide Kelly (NEPE)
- Roque Ismael da Costa Güllich (UFFS)
- Sergio Gomes (UFRJ)
- Tiago Gagliano Pinto Alberto (PUCPR)
- Toni Reis (UP)
- Valdomiro de Oliveira (UFPR)

SUPERVISORA EDITORIAL	Renata C. Lopes
PRODUÇÃO EDITORIAL	Daniela Nazario
DIAGRAMAÇÃO	Ana Beatriz Fonseca
CAPA	Daniela Baumguertner
REVISÃO DE PROVA	Bruna Santos

COMITÊ CIENTÍFICO DA COLEÇÃO SAÚDE MENTAL

DIREÇÃO CIENTÍFICA Roberta Ecleide Kelly (NEPE)

CONSULTORES
- Alessandra Moreno Maestrelli (Território Lacaniano Riopretense)
- Ana Luiza Gonçalves dos Santos (UNIRIO)
- Antônio Cesar Frasseto (UNESP, São José do Rio Preto)
- Felipe Lessa (LASAMEC - FSP/USP)
- Gustavo Henrique Dionísio (UNESP, Assis - SP)
- Heloísa Marcon (APPOA, RS)
- Leandro de Lajonquière (USP, SP/ Université Paris Ouest, FR)
- Marcelo Amorim Checchia (IIEPAE)
- Maria Luiza Andreozzi (PUC-SP)
- Michele Kamers (Hospital Santa Catarina, Blumenau)
- Norida Teotônio de Castro (Unifenas, Minas Gerais)
- Márcio Fernandes (Unicentro-PR-Brasil)
- Maria Aparecida Baccega (ESPM-SP-Brasil)
- Fauston Negreiros (UFPI)

Um corpo não se define pela forma que o determina, nem como uma substância ou sujeito determinados, nem pelos órgãos que possui ou pelas funções que exerce. No plano de consistência, um corpo se define somente por uma longitude e uma latitude: isto é, pelo conjunto dos elementos materiais que lhe pertencem sob tais relações de movimento e repouso, de velocidade e de lentidão (longitude); pelo conjunto dos afectos intensivos de que ele é capaz sob tal poder ou grau de potência (latitude). Somente afectos e movimentos locais, velocidades diferenciais. Coube a Espinosa ter destacado essas duas dimensões do corpo e de ter definido o plano da Natureza como longitude e latitude puras.

(Deleuze e Guattari)

AGRADECIMENTOS

Agradeço aos parceiros com os quais pude trabalhar em equipe e em rede, e com quem tanto pude aprender. Agradeço aos órgãos de fomento como a Capes, o CNPq e a FAPEMIG, que possibilitaram que muitos desses projetos de ensino, pesquisa e extensão fossem realizados.

Dedico esta obra aos ats que pude acompanhar, aos acompanhados, que, de alguma forma, também acompanhei, aos amigos de perto... de longe...

PREFÁCIO

Ricardo Silveira nos brinda com esta publicação dez anos após trazer a público o documentário *Pedras, plantas e outros caminhos*, com o qual nos conduz pelas ruas de Uberlândia, fazendo-nos testemunhas do encontro sensível entre uma acompanhante terapêutica e seu acompanhado. O documentário permanece vivo, pulsante, de uma beleza e simplicidade perturbadoras: arquivo cinemático da clínica-política que é o AT, "potência da vida contra todo poder sobre a vida". O livro emerge do acontecimento dessa clínica. Nele reverberam não somente as cenas vívidas por Taís e Nei, personagens do documentário, mas uma multiplicidade de cenas que perfazem uma vida de trabalho de seu autor, dedicado ao exercício da clínica e da docência em torno ao acompanhamento terapêutico. Seguindo os rastros deixados pelo AT em suas andanças, Ricardo Silveira tece os fios da sua escrita em busca dos conceitos que sejam condição de possibilidade de uma clínica inventiva, feita de artesania e singularidades, sustentada pelo laço agonístico da amizade. Ferenczi, Deleuze e Guattari, Nietzsche, Foucault, Blanchot, Derrida, são seus amigos intercessores. Mutualidade, dobras do Fora, políticas da amizade e hospitalidade incondicional, os conceitos que esses amigos aportam. Em sua companhia, o autor revisita acontecimentos do cotidiano de sua experiência no AT e nos faz saber que é imanente à essa clínica que ele pratica e ensina o embaralhamento de poderes e saberes instituídos, forjando, nas suas dobras, novas formas de existência e de relação. Mas a experiência que Ricardo Silveira carrega e sobre a qual escreve também embaralha os cânones europeus que dão guarida a seus amigos pensadores e seus conceitos luminares. Convidados a passear por territórios tão estrangeiros quanto as ruas, a praça pública, as casas e os serviços de saúde mental na periferia de uma cidade do sudeste brasileiro, os amigos e seus conceitos frequentam o boteco da esquina, andam em ônibus lotados, dão-se as mãos nas ruas, deixam-se atropelar no trânsito caótico, vão à padaria, entram nas rodas do AT, riem loucamente, encaram a sensualidade de pombas giras, aprendem a batucar o próprio corpo, cantam e dançam com leveza. É com os pés no chão deste país, nas suas encruzilhadas, nos pequenos gestos de um cotidiano feito de precariedades e riscos mas também de força e regozijo, que os conceitos de que se vale o autor encontram-se com a clínica do AT em sua potência de transformação. A experiência alteritária desse encontro a tudo e a todos faz outrar-se: acompanhantes, acompanhados, a comunidade em seu território, o autor que escreve, os conceitos de que se serve e a própria clínica.

Este livro nos chega em hora benfazeja, como ferramenta de trabalho e de luta contra as forças que intentam, no contemporâneo, a domesticação, a disciplinarização do modo a contrapelo com que a clínica do AT encontrou seu lugar nas últimas décadas, no contexto da reforma psiquiátrica brasileira, em prol das lutas antimanicomial e anticolonial (antimanicolonial), tão necessárias e urgentes ao país.

Analice de Lima Palombini
Docente PPGPSI UFRGS

SUMÁRIO

1
PRIMEIROS TRAÇADOS DE UMA CARTOGRAFIA DAS DISTÂNCIAS 15

2
TÃO PERTO – CARTOGRAFIAS DA MUTUALIDADE E O AT 29

3
AS DOBRAS DA/NA CLÍNICA DO AT 43

4
TÃO LONGE - CARTOGRAFIAS DA AMIZADE, DA HOSPITALIDADE E O AT 59

5
TÃO PERTO. TÃO LONGE. 87

REFERÊNCIAS 109

PRIMEIROS TRAÇADOS DE UMA CARTOGRAFIA DAS DISTÂNCIAS

Antes de mais nada, quero esclarecer ao leitor que o nome dado ao livro foi inspirado no nome do filme *Tão longe, Tão perto,* de 1993 do grande cineasta, dramaturgo, fotógrafo e produtor de cinema alemão, Wim Wenders. Este livro tem como intenção cartografar caminhos que vão da pesquisa à intervenção indissociavelmente concebidas e praticadas, partindo da necessidade de repensar a relação terapêutica e, especificamente o Acompanhamento Terapêutico (AT), tendo como intercessores conceitos de Deleuze, Guattari, Foucault, Nietzsche, Blanchot, Lourau, Ferenczi e outros; cenas disruptivas que abriram um campo problemático a respeito da relação terapêutica vivida desde a clínica das quatro paredes até a clínica a céu aberto; intrépidas aventuras de acompanhantes terapêuticos (ats) com seus acompanhados que tive o privilégio de acompanhar, mesmo que à distância.

Cartografar é seguir os trajetos que articulam linhas de subjetivação que – em suas aproximações, acelerações, distanciamentos e filiações – produzem novas terras. A cartografia é um traçado que acompanha os movimentos de transformações de uma paisagem, deve ser entendida como um processo dinâmico e não como uma representação estática. Nesse sentido ela é sempre provisória e singular. Ela diz das linhas que são puxadas daqui e dali e que se tecem no próprio acontecer. O cartografar não tem a pretensão de verdade nem de universalidade; ele acompanha os movimentos e compõe, dá contorno e visibilidade a uma processualidade.

> A cartografia nesse caso acompanha e se faz ao mesmo tempo que o desmanchamento de certos mundos - sua perda de sentido - e a formação de

> outros [...]. Sendo tarefa do cartógrafo dar língua para afetos que pedem passagem, dele se espera basicamente que esteja mergulhado nas intensidades de seu tempo. (ROLNIK, 1989, p. 15-16)

A cartografia se atém mais ao acompanhar processos do que ao representar objetos, se implica mais com as questões sobre o que está acontecendo, que tramas estão sendo ativadas ou abortadas no agenciar de diferentes linhas de subjetivação. Portanto, uma atitude cartográfica não estaria à busca pela verdade de um fenômeno, mas comprometida com o acompanhar mundos que se compõem e se desfazem, que se estabilizam e depois evanescem na trama desejante dos agenciamentos coletivos de um espaço-tempo com suas relações de saber e poder.

> A pesquisa-intervenção ou cartográfica tem como característica a investigação de um processo de produção, o que se diferencia de representar um objeto. Por meio da cartografia não se utiliza conjuntos de regras pré-estabelecidas a serem aplicadas, nem é estabelecido um caminho linear para se chegar a um determinado fim. Assim, é uma metodologia que se constrói em cada caso. (PASSOS; KASTRUP; ESCÓSSIA, 2012, p. 18)

Nosso percurso cartográfico se dá num campo problemático que vai da mutualidade em Ferenczi (1990) à amizade em Blanchot (1971). Caminhamos por experiências do AT onde a clínica se faz na tessitura de encontros que compõem sempre uma história singular vivida a dois - o at e o acompanhado - mas povoada por muitos... muitos lugares e muitos tempos e ritmos e climas e pessoas e bichos e plantas e pedras e medos e trilhas e calçadas e becos e estranhamentos e sons e cores e sufocamentos e alegrias e tristezas e silêncios e poluições e fome e leveza e repetição e liberdade e... e... e...

O AT é uma clínica a céu aberto, peripatética, que vai até o acompanhado, para estar com ele por onde ele se movimenta no cotidiano, ali onde vive e convive, e, a partir dessa aproximação, tentar mapear seus modos de circular pela vida, mapa este que costuma nos dar notícias sobre suas dores, suas clausuras, mas também suas potências surpreendentes, sua sensibilidade e ritmos singulares de ocupar os lugares e viver os tempos. Estar com o acompanhado ali onde a sua vida acontece talvez seja uma das melhores formas de conhecer seu viver, de conhecer o enredar de seus vínculos. Acredito nisso e acredito que temos muito a contribuir com o cuidado em saúde a partir desse lugar que, enquanto ats ocupamos.

> [...] entre o acompanhante terapêutico e o acompanhado tudo está por acontecer, tanto no que diz respeito às relações de afeto (da mesma maneira como a noção de transferência nos permite compreender) quanto no que diz respeito à configuração dos próprios espaços que darão lugar para um e para outro. Podemos afirmar, então, que o ponto de partida do trabalho do acompanhamento terapêutico não é o acompanhante terapêutico nem o acompanhado, e sim o encontro entre os dois. (PORTO, 2015, p. 14)

O AT nos convoca a viver o inusitado em cada encontro. É uma estratégia rebelde a todo movimento de institucionalização da prática e atua fortemente no social e no cotidiano.

> [...] são jovens sensíveis, frequentemente universitários (e frequentemente julgados pelos funcionários como um tanto malucos) os quais seriam capazes, sem ter que se preocupar com um futuro na carreira de enfermagem, de se permitir a aproximação à experiência dos pacientes desintegrados. (COOPER, 1989, *apud* EQUIPE de ATS da A CASA, 1991, p. 23)

Aqui se destaca a jovialidade e sensibilidade do at que deseja vivências intensas e apaixonantes, sua "maluquice" que nos faz pensar na abertura à loucura e ao encontro com o dito louco, condição de possibilidade de novos modos de relação e de saídas para os impasses vividos, tanto no mundo da normalidade hegemônica de onde vem o at, quanto da decretada anormalidade do acompanhado. Trata-se do despojamento destes jovens terapeutas, ainda não aprisionados pelos processos de institucionalização das práticas, despreocupados que estão "com o futuro na carreira de enfermagem" ou de psiquiatria, psicologia ou qualquer outro *expert* da área.

São particularmente desafiantes os impasses vividos pelo at e seu acompanhado com a dita normalidade hegemônica, seu modo de subjetivação vigente e o regime de inconsciente que lhe é próprio. Rolnik (2018) chamará de "inconsciente colonial-capitalístico", "inconsciente colonial-cafetinístico" para designar as formas dominantes de abuso da vida, de cafetinagem capitalística da força vital de criação e cooperação. A autora lembra que Deleuze e Guattari "clamavam por um protesto dos inconscientes quando apenas se esboçava a elaboração coletiva da arrojada experiência de maio de 1968", uma dessas raras linhas de fuga que produzem acontecimentos.

> Como liberar a vida de sua cafetinagem? [...] o trabalho necessário para responder a esta pergunta nos exige que, junto com o deslocamento da política de produção de subjetividade e do desejo dominante na nova versão da cultura moderna ocidental colonial-capitalística, desloquemos igualmente a política de produção do pensamento próprio a essa cultura [...] pensar e insurgir-se tornam-se uma só e mesma prática... seu próprio motor não começa nem termina no sujeito, já que sua origem são os efeitos das forças do mundo que habitam cada um dos corpos que o compõem e seu produto são formas de expressão dessas forças – processos de singularização [...] (ROLNIK, 2018, p. 37-38)

Ao nosso ver, o caráter iniciático da prática do AT tem essa força insurgente de que nos fala Rolnik. Esse belo ingrediente de liberdade e, ao mesmo tempo de rigor e esmero no trabalho, levam o at a repensar o lugar do saber/fazer institucionalizado e a se esforçar para conduzir uma práxis, que experimenta conceitos e práticas a serviço da aliança entre at e acompanhado, nas misturas e diferenciações desse encontro.

Para Porto (2015), Tosquelles é uma das grandes inspirações do AT. Este grande psiquiatra forjou suas ideias de uma "psiquiatria no território" durante a luta antifascista, na segunda metade dos anos 1930, com dispositivos inventivos de cuidado no *front* de batalha do exército republicano e num campo de refugiados. Depois no hospital psiquiátrico de *Saint-Alban*, uma espécie de fazenda, "um lugar miserável, sujo, hiperpovoado, de onde os pacientes raramente saíam". Na situação de guerra, com a "experiência na precariedade, o significado da Vida e de estar vivo – tudo isso fica radicalizado e à flor da pele". O ousado psiquiatra criou serviços de atendimento à crise no *front* de batalha, sem equipe de profissionais de saúde, então escolheu pessoas que trabalhavam de alguma forma com a caridade e o cuidado para compor sua equipe de acolhimento da crise, a começar de si mesmo, de artistas e putas. Ele contratava ao menos três putas que entendessem bem de homens e preferissem se tornar enfermeiras. Já em *Saint-Alban*, hospital psiquiátrico que ele chefiou depois de sair do *front*, os guardas que impediam as fugas dos pacientes e vendiam vinho ilegalmente. Tosquelles, então propôs que eles organizassem um bar que acabou por se tornar lugar terapêutico e de lazer (PORTO, 2015).

> Sua concepção se constitui por meio de dois aprendizados fundamentais: primeiro, que na formação do trabalhador, o talento e a capacidade de estar com o outro é tão, ou mais, importante quanto o conhecimento profissional e técnico, que também é importante; segundo, que a terapêutica se constitui na relação de cada um com o cotidiano comunitário em que a própria terapêutica acontece. (PORTO, 2015, p. 45)

Inspirado também por Foucault (1994), posso dizer que quaisquer teorias e práticas produzidas pelo AT deveriam se compor a partir de uma "ética negativa cujo programa deveria ser vazio" (p. 167), isto é, capaz de oferecer ferramentas para a criação de relações variáveis, multiformes e concebidas de forma singular. A noção de "programa vazio" tem uma importância central porque o programa conserva somente a forma, a ideia da invenção possível de novos tipos de relações sociais; já o vazio é um espaço, uma vaga, que pode ser preenchida em cada caso, nos encontros vividos na sua singularidade. Cada relação entre at e acompanhado, ou entre amigos, deve formar sua própria ética, e esta deve preparar o caminho para a criação de formas de vida e de relação, sem prescrever um modo de existência ou de relação.

Uma clínica singular, libertária, das dosagens e das distâncias para lidar com velocidades estonteantes a intensidades paralisantes; do que é tão perto, do que é tão longe. Um acompanhar desejante de agenciamentos coletivos que enunciem novos sentidos para a experiência do viver. Uma clínica do devir que deseja o acontecimento, a atualização de estados virtuais inéditos, de diferenças vividas no encontro com o outro, humano ou não, e que cria condições de possibilidade de novos modos de existir, quando os que dispomos não nos servem mais.

Nas situações em que atuei como AT e no papel de supervisor, digo, acompanhante (não gosto de ser chamado de supervisor, me considero um acompanhante de ats em formação) de estágio profissionalizante de AT, tenho tido muitas experiências e a rica oportunidade de testemunhar a potência dessa forma de acompanhar e cuidar. Tal testemunho se dará aqui através de cenas de AT realizadas por meus estagiários acompanhando usuários de serviços do Sistema Único de Saúde (SUS) como Centro de Atenção Psicossocial (CAPS), CAPSad, Consultório na Rua e leitos de internação em saúde mental.

De partida destaco a importância das rodas de AT que fazemos e que são encontros grupais que acontecem sistematicamente entre estagiários de AT, profissionais dos serviços da Rede de Atenção em Saúde (RAS) e da Rede de Atenção Psicossocial (RAPS) do SUS aos quais nos vinculamos para realizar o estágio e, eventualmente, convidados para tratar de temas específicos que demandam maior aprofundamento. A roda de AT é um dispositivo grupal que dá suporte a cada uma das duplas de ats no manejo dos casos acompanhados, a todos nós que estamos implicados com o AT, pois serve como um lugar onde podemos cuidar uns dos outros e ampliar as possibilidades para o entendimento do que se passa para além das transferências e hierarquias postas. A roda que fazemos, e que desejamos fazer visa o maior coeficiente de transversalidade possível de saberes e práticas, afim de que se afirme como grupo sujeito de sua história.

A transversalidade no grupo se opõe a uma verticalidade hierarquizante (como nos organogramas piramidais) e a uma horizontalidade niveladora e homogeneizante (como a encontrada nos pavilhões dos agitados ou caducos nos hospícios).

> A transversalidade é uma dimensão que pretende superar os dois impasses, o de uma pura verticalidade e o de uma simples horizontalidade; ela tende a se realizar quando uma comunicação máxima se efetua entre os diferentes níveis e sobretudo nos diferentes sentidos. É o próprio objeto da busca de um grupo sujeito. (GUATARRI, 1981, p. 95-96)

Guattari chama de "grupo sujeito" um grupo que procura funcionar de forma autoanalítica e autogestiva, em contraposição ao que ele chama de "grupo sujeitado", que, como diz o nome, está sujeitado a algo ou alguém. O grupo sujeito de sua história e o grupo sujeitado são como dois polos de referência para o funcionamento de qualquer grupo.

> O grupo sujeito, ou que tem vocação para sê-lo, se esforça para ter um controle sobre sua conduta, tenta elucidar seu objeto... este tipo de grupo é ouvido e ouvinte, e que por este fato opera o desapego a uma hierarquização das estruturas que lhe permitirá se abrir para além dos interesses do grupo. O grupo sujeitado não se presta a tal perspectivação; ele sofre hierarquização por ocasião de seu acomodamento aos outros grupos. Poder-se-ia dizer do grupo sujeito que ele enuncia alguma coisa, enquanto que do grupo sujeitado se diria que "sua causa é ouvida"[...] qualquer grupo, mais especialmente os grupos sujeitos, tendem a oscilar entre estas duas posições: a de uma subjetividade com vocação a tomar a palavra, e a de uma subjetividade alienada a perder de vista na alteridade social. (GUATTARI, 1981, p. 92)

Vale dizer que este texto é uma escrita que trata deste caminho movido por minha implicação com a clínica das psicoses, assim chamada por muitos autores que privilegiam o trabalho cotidiano de cuidado em saúde mental ofertado a pessoas que são vistas e tratadas como alienados, lunáticos, loucos, doentes mentais graves e crônicos, alijados dessa nossa sociedade de controle e disciplinar[1].

Além da óbvia prioridade a ser dada ao acolhimento e cuidado aos que se encontram em maior sofrimento e crise, particularmente aqueles que não demandam ou se esquivam da oferta do cuidado instituído (vale lembrar a lição institucionalista de que a oferta modula a demanda), muitas vezes, e justamente por isso, somos desafiados a inventar uma clínica que se dá nas bordas do instituído, uma clínica das fronteiras entre a neurose e a psicose, do privado e do público, uma clínica indissociável da política e da arte, e tudo isso nos convoca a inventar e experimentar modos singulares de cuidar, de fazer AT. Uma clínica em que possamos nos reapropriar da potência coletiva de criação, para com ela construir o que Negri e Hardt (2001) chamam de "o comum", uma clínica do comum.

> O comum como o campo imanente da pulsão vital de um corpo social quando a toma em suas mãos, de modo a direcioná-la à criação de modos de existência para aquilo que pede passagem. (ROLNIK, 2018, p. 33)

Para tanto, se tornou referência fundamental o "Diagrama de Foucault" concebido por Deleuze (1988), seu conceito de Fora e linha do Fora; a potência revolucionária do "passeio esquizo" em contraposição ao mortífero e cronificante diagnóstico de esquizofrenia que inaugura as primeiras páginas do *Anti-Édipo* (DELEUZE; GUATTARI, 2010); a transversalidade de Guattari (1981) como conceito que não somente amplia e complexifica o conceito psicanalítico de transferência ao incidir sobre a análise das instituições, mas, mais que isso, o subverte quando supera a dimensão personológica para visar a dinâmica maquínica da produção de subjetividade.

Por outro caminho, tive a grata surpresa do encontro com Ferenczi (1990), psicanalista do círculo de Viena que experimentou a mutualidade na relação terapêutica com duas de suas pacientes

---

[1] Para introduzir o leitor no tema da sociedade de controle e da sociedade disciplinar, indicamos o capítulo "Post-scriptum sobre as sociedades de controle" (DELEUZE, 1992)

consideradas psicóticas. E a partir dessa experimentação, chegou à sua polêmica "técnica da análise mútua".

Que este texto propicie ao leitor, o acompanhar uma travessia literária, que só começa quando nasce em nós uma terceira pessoa que nos destitui do poder de dizer algo em nome próprio, em nome de um Eu (DELEUZE, 1997). Espero que possamos escapar do aprisionamento narcísico identitário e do conhecimento científico instituído, e se libertando desses grilhões, provocar movimentos de desterritorialização, que nos levem para terras desconhecidas, que provoquem estranhamentos, onde as palavras sejam vetores de afetação que possam provocar sensações inéditas e novos modos de sentir, pensar e agir.

Desejo o acontecimento a partir da escrita porque foram acontecimentos que me convocaram a escrever. Não escrever sobre o acontecimento, seria impossível, pois já aconteceu e não volta mais, mas escrever a partir e através do acontecimento, que reverbera ou reverberou em mim. Escrever e apostar, desejar que algo aconteça nesse ato e a partir do que ele produz.

Mas, afinal, o que se pode dizer de um acontecimento? Ele é a atualização de estados inéditos e virtuais, de diferenças vividas no encontro com o outro - não só humano - que nos torna outro. Que possamos "outrar", como dizia Pessoa (2023) e seus heterônimos.

> [...] visitar universos muito diferentes, sensações muito díspares, vivencias contrastantes, pensamentos muito estranhos uns dos outros... Cada encontro que me afeta pode ser uma ocasião para outrar, cada força que eu cruzo pode disparar em mim um outramento [...] Deleuze juntamente com Guattari batizou esse tornar-se outro de devir [...] (PELBART, 2011, p. 1)

Já que estou falando de outramentos, de devires, aproveito para apresentar cenas de um primeiro caso de AT, dentre tantos realizados como atividade de estágio profissionalizante de AT num curso de graduação de Psicologia de uma universidade pública brasileira. Além dos estágios, acompanho residentes de saúde mental (psicólogos, assistentes sociais e enfermeiros) que atuam como ats e alguns orientandos de mestrado. Adianto que todos os casos apresentados aqui têm nomes fictícios para os ats, os acompanhados e seus familiares afim de garantir anonimato e sigilo (com exceção do caso de Nei do documentário *Pedras, plantas e outros caminhos*). Mas vamos ao primeiro caso, que rememoramos por considerar que trata de forma contundente de outramentos. Trata-se de Carlos, 27 anos, diagnosticado com esquizofrenia após um surto de agressividade, em que ele tentou enforcar seu padrasto, tendo isso ocorrido sete meses antes do início do AT. Ele foi denunciado pelo padrasto e, assim, levado preso com suspeita de algum transtorno mental, sendo internado. Depois de sua alta, encaminhado para um dos CAPS da cidade que nos acionou tempos depois. Ele não aderia ao tratamento extramuros, a convivência com o padrasto era difícil e com a mãe a relação simbiótica e superprotetora era marcante.

Como bem dizem Palombini (2008) e Carvalho (2004), o AT muitas vezes é utilizado como um importante recurso onde outras formas de tratamento não se mostraram eficientes. Nessas situações, o AT é visto pela equipe como a "última cartada" no tratamento, que até então estava praticamente restrito aos medicamentos, de eficácia duvidosa, o que aumenta a chance de reinternações, também chamada de porta giratória.

Somado à sua própria condição de homem tímido e introspectivo, no início do AT, Carlos se encontrava letárgico e sonolento, com sérias dificuldades de atenção aos riscos de circular sozinho pelas ruas da cidade. Chegou a engordar trinta quilos a mais que seu peso anterior à crise, além de apresentar muitos machucados e espinhas pelo corpo. Sua vida estava restrita ao espaço privado, ao dentro de casa, assistindo televisão o dia todo; tinha uma relação simbiótica com a mãe, que praticamente tudo por ele, inclusive tarefas básicas como lavar o cabelo, colocar comida no prato ou mesmo fazer a barba.

Em relação à família, a mãe se mostrava queixosa e deprimida, reclamava das dificuldades financeiras que eram muitas, o padrasto era doente. A mãe relata que Carlos começou a ficar mais introvertido com a trágica morte do pai, assassinado com várias facadas. Até então, a vida financeira da família era estável, mas desde então as dificuldades foram e têm sido muitas. Ela também diz que resolveu casar-se novamente, e Carlos passou a ficar mais agressivo e introvertido. Os ats passam a se colocar "lado a lado" de Carlos, e como nos diz Carvalho (2004, p. 51), "[...] dessa proximidade nasce a possibilidade de reagir diferente, de se impor como sujeito da própria história.". O projeto terapêutico singular foi, então, se constituindo passo a passo, a cada reunião com a equipe do CAPS, nas nossas rodas com o grupo de ats, nas longas trocas da dupla de ats (Beatriz e Icaro), a partir dos fluxos do desejo que atravessava a relação deles com Carlos e sua família.

O acompanhado era constantemente visto pela ótica da doença, sendo recluso, sem voz, desprovido de qualquer autonomia possível. Não só a família, mas os próprios serviços de saúde que ele frequentava infantilizavam-no, tutelando sua vida e sua rotina. Porém, os ats percebem um homem que, de forma tímida, desejava conquistar a maioridade existencial, se expressando com gestos singelos, acomodados, contudo, intranquilos.

Quando questionado e encorajado a responder sobre os acontecimentos da sua rotina, pouquíssimas palavras eram ditas por Carlos, que muitas vezes parecia não querer tratar daquelas questões. Tudo parecia ser muito difícil, inalcançável para ele, que se acomodava na poltrona na frente da televisão se empanturrando de comida.

Começam as caminhadas. A mãe fica muito apreensiva com a possibilidade de não estar com o filho nessas saídas. No primeiro passeio sem a presença da mãe, um acontecimento, foram ao *shopping*, e Carlos se põe a falar e seu corpo livra-se da proteção materna e domiciliar, fica mais expressivo e ágil. Parece tratar-se de um outro homem, uma pessoa quase independente, com um conhecimento geográfico que impressionava e que ensinava aos ats todo o trajeto, do ônibus até o *shopping*. Sem lugar para sentar no ônibus, Carlos vai em pé conversando sobre vários assuntos, com destaque para o seu interesse pelas mulheres, elas e o desejo de tê-las habitavam a imaginação e as palavras de Carlos. Ele se interessa por uma jovem durante a viagem no ônibus, aponta o dedo para ela, mostra-se interessado sem pruridos. Ela reage se afastando, parecia assustada. Assim, uma conversa sobre o paquerar acontece entre Carlos e os ats, e eles conversam sobre formas possíveis de se aproximar e as que os ats consideravam mais eficientes, menos invasivas, para conquistar uma pessoa.

Eles encontram carros, comidas, ofertas de empregos, propagandas de concursos e lojas expondo nas vitrines os desejos de consumo de Carlos, permitindo diálogos sobre as fronteiras que demarcavam os limites entre seu adoecimento, sua atual condição financeira e a possibilidade ou não de realizar seus desejos. Num corredor do *shopping*, um carro sofisticado está exposto. As pessoas podem entrar no carro. Encorajado pelos ats, Carlos entra no lugar do motorista, a at no do passageiro, por um momento os dois estão viajando para a praia, tudo é só alegria e beleza.

Encontram também algumas pessoas conhecidas e outras desconhecidas, todas marcantes para o trabalho, pois tudo que tomava a atenção e a memória dele se tornava personagem para compor a história dos ats com Carlos, além de participar do imaginário das suas conversas, sendo importantes para permitir que o acompanhado falasse de si.

> [...] com os contornos das cidades nasce a possibilidade de novas relações entre as pessoas, sejam elas pacientes, acompanhantes, transeuntes, vendedores, artistas. O que há de novo, o que acontece no contexto do Acompanhamento Terapêutico é que o profissional vai estar consciente e intencionalmente lançando mão de tais potencialidades (CARVALHO, 2004, p. 61)

Depois de tantas aventuras pela cidade, noutro dia, os ats chegam à casa de Carlos que os recebe efusivamente, conversam sobre as tantas saídas pela cidade, no parque de diversões, num boteco frequentado pelos ats onde Carlos pôde conhecer muitos dos amigos deles, e a mãe, se sentindo excluída, olha para o rosto do filho. Sem pedir licença, esprema espinhas no rosto de Carlos. Ele se incomoda com a atitude da mãe e se afasta. A mãe se surpreende com a reação do filho, até então, sempre tão submisso. Noutra cena, os ats e Carlos tinham combinado uma saída, ele se atrasou. Quando os ats chegam, a mãe de Carlos está fazendo sua barba. A at pergunta por que ele mesmo não faz sua barba (vale lembrar que, num dos encontros anteriores a at fez a barba de Carlos no lugar da mãe e incentivou-o a fazer sua barba e depois disso, ele passou a fazer sozinho). Quase que instantaneamente Carlos pega o barbeador da mão da mãe e termina de se barbear. Parecia que ele tinha esquecido que sabia se barbear.

É claro que todas essas reações do acompanhado se deram num longo período de trabalho dos ats, para que ele passasse não só a desejar, como também a buscar autonomia nas suas atividades de vida diária, e para que a mãe se acostumasse com a independência gradativa do filho. Este foi um dos casos em que o acompanhado foi "outrando". Acontecimentos diversos produziram importantes transformações a partir destes encontros com a cidade, com os ats e com a autonomia possível.

O acontecimento que produz "outramentos" eclode como um raio que imanta as diferenças e ao mesmo tempo efetua a atualização de tais diferenças que pedem passagem. A escrita enquanto rastro do acontecimento, o clarão depois do raio, o clarão do relâmpago sem relâmpago. Que ela, a escrita, possa expressar minimamente a sensação de estranhamento vivido em função das diferenças imantadas nos encontros. Mais que expressar-se, escrever é uma questão de devir[2], sempre inacabado, sempre em vias de fazer-se. "É como esculpir uma matéria prima que é mais etérea que as coisas e menos

---

[2] O devir é um termo relativo à economia do desejo. Os fluxos de desejo procedem por afetos e devires, independente do fato de que possam ser ou não calcados sobre pessoas, imagens, identificações. Assim um indivíduo etiquetado antropologicamente como masculino, pode ser atravessado por devires múltiplos e, aparentemente, contraditórios: devir feminino que coexiste com um devir criança, um devir animal, um devir invisível, etc. Não precisos nem gerais, mas imprevistos. "O devir é sempre entre ou no meio: mulher entre as mulheres, ou animal no meio de outros. Mas o artigo indefinido só efetua sua potência se o termo que ele faz devir é, por si mesmo despojado das características formais que fazer dizer O, A (o animal que está...). (DELEUZE, 1997, p. 11).

etérea que as representações"[3]. É uma escrita que tenta tornar mais palpável o que é da ordem do impalpável. Estou falando de uma certa concepção de escrita e pensamento que melhor couberam para dar corpo, tracejar o que me afeta e afetou no fazer clínico e na fazedura desse livro.

Necessito de um pensamento que funcione como criação de conceitos[4], conceitos estes que nos remetam aos acontecimentos que efetuaram outramentos em nós e no nosso fazer clínico. E que tenham, ao mesmo tempo, abertura e potência de proliferação suficientes para devires outros. Conceitos e práticas que se avizinham do AT, da loucura e do Fora, que problematizam a relação terapêutica, que se aproximam e ressoam de infinitas maneiras possíveis, numa zona de vizinhanças com ricas possibilidades de produção de sentidos[5].

---

[3] Frase proferida por Pelbart na segunda aula do Seminário: A imagem-tempo do 2º. Semestre de 1994, Núcleo de Estudos e Pesquisas da Subjetividade, Pós-graduação em Psicologia Clínica, PUC-SP.

[4] Para Deleuze e Guattari a filosofia não se refere à contemplação da vida em busca de categorias do universal ou reflexão sobre a realidade e o sentido da vida, mas trata-se da criação de conceitos que somente pode acontecer para resolver problemas que a vida nos coloca e nos convoca a pensar. "Todo conceito remete a um problema, a problemas sem os quais não teria sentido, e que só podem ser isolados ou compreendidos na medida de sua solução". (DELEUZE; GUATTARI, 1992, p. 25)

[5] Deleuze (1992) se interessa pelo que se passa entre as artes, a ciência e a filosofia formulando a questão do eco e das ressonâncias entre elas. Discute a ideia de um espaço riemanniano na matemática e um espaço bressoniano no cinema e os trata como um tipo de espaço que implica na constituição de pequenos pedaços vizinhos cuja ligação pode ser feita de infinitas maneiras, um tipo de espaço que procede por vizinhanças, de modo que as conexões de um espaço a outro se fazem de modos variados; são os espaços desconexos.

2

TÃO PERTO – CARTOGRAFIAS DA MUTUALIDADE E O AT

A escrita serve como ferramenta que cartografa vizinhanças, ressonâncias e ecos de práticas e conceitos que transitam entre a clínica e a filosofia, com especial problematização do Entre[6] terapeuta e paciente, Entre at e acompanhado.

Cartografar, através da escrita, é encarnar o devir no ato de escrever. Devir não é atingir uma forma, mas encontrar zonas de vizinhança, de indiscernibilidade, o que não significa imprecisão ou generalização, mas, imprevisibilidade no ato da criação.

É desta posição ética e estética que convido o leitor a um passeio - o mais esquizo[7] que for possível - pelos outramentos que me constituíram nesses encontros com conceitos e devires da/na clínica. Nosso passeio continua, agora não mais com uma cena de AT, mas uma cena disparadora em que a paciente diz estar apaixonada por um de seus terapeutas (que por acaso era eu) durante um processo de psicoterapia grupal. Essa paixão é explicitada por ela

---

[6] Os movimentos mudam, no nível dos esportes e dos costumes. Por muito tempo viveu-se baseado numa concepção energética do movimento: há um ponto de apoio, ou se é fonte de um movimento. Correr, lançar um peso, etc.: é esforço, resistência, com um ponto de origem, uma alavanca. Todos os novos esportes – surf, windsurfe, asa delta – são do tipo: inserção numa onda preexistente. Já não é uma origem enquanto ponto de partida, mas uma maneira de colocação em órbita. O fundamental é como se fazer aceitar pelo movimento de uma grande onda, de uma coluna de ar ascendente, chegar entre, em vez de ser origem de um esforço. (DELEUZE, 1992, p. 151)

[7] "O passeio do esquizofrênico: é um modelo melhor que o neurótico deitado no divã. Um pouco de ar livre, uma relação com o exterior." (DELEUZE; GUATTARI, 2010, p. 16). O esquizo é o nômade por excelência, é a potência que escapa do gregarismo e da lógica identitária para alcançar as forças do Fora, da Alteridade Radical, é o mais desterritorializado, não lhe basta a repetição "...perder-se é encontrar-se, mas sempre com o cuidado de não se perder definitivamente. Esta é a diferença da esquizofrenia como doença (hospitalizada) e esquizofrenia como modo de vida (militante)." Citação extraída do site: Razão Inadequada: https://razaoinadequada.com/2013/05/19/o-anti-edipo/

durante uma das sessões. O grupo se espanta diante da revelação. Um dos terapeutas assume a direção e eu, a quem a paciente investe sua paixão, vou com ela para a dramatização. Em cena, experimentamos aproximações e afastamentos, olhares e esquivas, essa experiência corporal não produz palavras, apesar do diretor da cena estimular isso, o embaralhamento das identidades de terapeuta e paciente se efetua, o enquadre terapêutico se esvai de alguma forma, se instaura uma ambiência intensa, nebulosa, incognoscível. O grupo suporta o clima por um certo tempo, a intensidade da cena diminui. O diretor interrompe a dramatização. O grupo fica em silêncio, a sessão vai chegando ao fim, o diretor quer saber como estão todos e o que têm a dizer, em especial os protagonistas.

Ao tentar lidar com tal situação, o grupo parece reagir de pelo menos dois modos, ou mergulha nesse clima confuso e caótico que contagia a todos, provocado pela irrupção do acontecimento prenhe de sentidos pedindo passagem, ou então tenta lidar com a situação disruptiva buscando significação, interpretando o ocorrido como fenômeno transferencial, constituindo assim um território mais familiar, seguro e visível. Há que se dizer que este grupo tinha seis membros, todos adultos jovens e recém-formados em psicologia, portanto, essa forma familiar de explicar o ocorrido parece apaziguar o mal-estar vivido no grupo. Quanto aos protagonistas, a paciente se diz constrangida, mas aliviada por ter conseguido dizer o que disse. Eu estou tenso e confuso.

Este encontro inédito produziu uma série de inquietações nos terapeutas. Pedimos ajuda do nosso supervisor que, juntamente com o terapeuta que dirigiu a cena, repetem o mesmo entendimento baseado na transferência. Quanto a mim, concordei em parte, mas insisti em dizer que algo aconteceu ali que escapava à lógica transferencial.

A cena grupal abre um campo problemático que produz, por um lado, o perigo de cair numa espécie de *a priori* reducionista que torna familiar o ocorrido pela via da transferência, e evita a angústia da experiência sem limite; por outro lado, um mergulho no *nonsense* que acaba levando a uma angustiante tentativa de escapar da experiência vertiginosa. Essa zona de indiscernibilidade que se abriu na, e a partir da cena, não somente desembocou no instituído da experiência transferencial, mas também abriu um campo problemático inquietante para além/aquém da transferência.

Continuemos nosso passeio, agora afetados por esta cena inaugural e seus efeitos, que se constituiu meu primeiro intercessor. Mas afinal o que são os intercessores? Deleuze nos diz que os intercessores[8] são essenciais para que possamos nos exprimir, trata-se de uma série, uma composição que vai dando consistência ao nosso passeio.

Então encontro Ferenczi (1990), clínico por excelência, respeitoso do caráter único e singular de cada encontro terapêutico, disposto a um encontro genuíno e sincero com o outro. O ousado psicanalista do círculo de Viena realiza uma experiência radical na clínica e chega à criação da técnica da "análise mútua", desenvolvida no atendimento de alguns casos clínicos e apresentada no seu diário clínico.

O grande psicanalista nos apresenta o relato de sessões de vários pacientes, mas especialmente duas pacientes psicóticas me chamam a atenção. Elas se mostram muito resistentes à análise. A situação chega a um limite em que Ferenczi está prestes a desistir de continuar o trabalho terapêutico com elas. Quase à mesma época, coincidentemente, as duas pacientes, questionam Ferenczi sobre o por que somente ele tem o poder e a prerrogativa de analisá-las? Por que elas não podem analisá-lo também?

Com toda a intuição e coragem de um grande experimentador, aberto ao encontro com o outro e apoiado em suas teorias sobre o trauma e o manejo de casos graves como as psicoses, Ferenczi coloca outro divã no consultório e passa a ter sessões com estas duas

---

[8] O essencial são os intercessores. A criação são os intercessores. Sem eles não há obra. Podem ser pessoas – para um filósofo, artistas ou cientista, para um cientista, filosofo ou artistas – mas também coisas, plantas, até animais, como em Castaneda. Fictícios ou reais, animados ou inanimados, é preciso fabricar seus próprios intercessores. É uma série. Se não formamos uma série, mesmo que completamente imaginária, estamos perdidos. Eu preciso de meus intercessores para me exprimir e eles jamais se exprimiriam sem mim: sempre se trabalha em vários, mesmo quando isso não se vê. E mais ainda quando é visível: Félix Guattari e eu somos intercessores um do outro. (DELEUZE, 1992, p. 156)

pacientes em que ambos, terapeuta e paciente, deitam-se cada um num divã e passam a associar livremente durante a sessão. Segue um trecho contundente que nos apresenta efeitos desse encontro, desse Entre terapeuta e paciente e seus efeitos terapêuticos com a produção de sentidos que escapam da repetição mortificante de vivencias traumáticas.

> O analista foi capaz, através de suas associações livres e em relaxamento simultâneo com o paciente, de vincular pela primeira vez, sentimentos a esse evento originário (trauma) e conferir, assim ao evento o sentimento de uma experiência real. Simultaneamente, a paciente conseguiu adquirir uma intuição mais penetrante do que antes, da realidade desses eventos, tão frequentemente repetidos de forma intelectual. É como se duas metades da alma se completassem para formar uma unidade. Os sentimentos do analista entrelaçam-se com as ideias do analisado e as ideias do analista (imagens de representação) com os sentimentos do analisado. Desse modo, as imagens que de outro modo permaneceriam sem vida tornam-se episódios, e as tempestades emocionais, sem conteúdo, enchem-se de um conteúdo representativo. (FERENCZI, 1990, p. 45).

Penso que a mutualidade em análise tem a potência de fazer funcionar o Entre terapeuta-paciente, essa zona de indiscernibilidade perigosa, e, ao mesmo tempo, fecunda terapeuticamente, onde, por um momento, as identidades de terapeuta e paciente e da própria clínica são levadas às suas fronteiras, sofrem rupturas que as carregam para longe de si mesmas, abrindo-se novas composições para o eu, o outro e a clínica propriamente. Trata-se de um método de criação de sentidos, uma composição por associação livre e simultânea de elementos singulares que vão se atravessando e se conectando, numa experimentação que leva à produção de novos modos de existência.

Ferenczi talvez tenha se aventurado na experiencia da mutualidade por entender que o/a paciente grave e traumatizado precisa de amor e de aprender a amar, como se todos fossem crianças abandonadas e sofrendo, precisando ser cuidadas. A criança carente e abandonada sofre em meio ao caos indiferenciado. Ela constrói um "porto seguro" dentro da indiferenciação, como um porto seguro dentro do mar caótico do Fora. Mas a subjetividade continua sofrendo colapsos, vazamentos selvagens de elementos heterogêneos, sem conseguir refrear esses fluxos, produzir sentidos, atualiza-los em outras formas de existência.

Para ele, nas personalidades narcísicas, onde a carência de amor genuíno, onde o abandono e a clivagem se mostram incisivos, o terapeuta ou o at, tem um papel fundamental no processo de continência e acolhimento desta criança maltratada, mal-amada, com o objetivo de possibilitar a ela reaprender a amar e ser amada de forma genuína e não passional. Winnicott (1990) chamará essa função de *holding* e no AT ressoa com o que costumamos chamar de maternagem.

Ferenczi então convida o terapeuta/at a desempenhar estrategicamente o papel materno, a relação no nível dos afetos, na dimensão do não representacional, para que com o decorrer do processo possa se incluir o universo dos nomes, da representação, do papel paterno.

A prioridade posta no não representacional não nos remete exclusivamente à fórmula da triangulação edipiana e da simbiose mãe-filho, mas nos faz pensar, seguindo por outras terras distantes do familialismo, na produção pática de subjetividade. Guattari (1992) nos fala do pático recorrendo a Stern (1992) que, ao explorar as formações subjetivas pré-verbais da criança, valoriza o caráter transsubjetivo, desde o início, das experiências precoces da criança, que não dissocia o sentimento de si do sentimento do outro. Este é um dos aspectos importantes da subjetividade em estado nascente. Essa germinação, essa produção de subjetividade, se dá num registro não representacional, sua nascente pática.

E seguimos com Guattari e seu conceito de transferência maquínica[9] que não se dá no registro de uma identificação personológica, nem por ressonâncias subjetivas, mas por interações páticas[10] e a-significantes que produzem novas conexões ao invés de representar e decalcar indefinidamente antigas estratificações identitárias ou edipianas. A transferência maquínica gira em torno do eixo da transversalidade entendida como superação do impasse entre uma pura verticalidade (o controle rígido de variáveis do *setting*, por exemplo) e uma simples horizontalidade (por exemplo, a simetria apaixonada e passional do terapeuta) se comunicando em níveis máximos e em diferentes sentidos. E assim nos afastamos ainda mais das transferências personológicas por identificações familialistas e nos aproximamos ainda mais do pático e dos coeficientes de transversalidade.

E ele vai mais longe ao vislumbrar uma didática da profissão "psi", onde se ensinaria aos terapeutas/ats a serem capazes de fazer uma espécie de *streap tease* de todas as certezas no campo da análise, isso para permitir a escuta de elementos de singularidade, de *nonsense*, que podem ser índices de processos que nos escapam por completo e escapam de uma descrição razoável. Ao mesmo tempo, tais processos preparam e fecundam um campo grávido de sentidos e mudanças a se atualizarem. Dessa forma, corre-se menos risco de cristalizar interpretações personológicas da situação que acabam por reduzir a experiência.

---

[9] Maquínico no sentido de que sua composição não é da ordem de processos mecânicos, e nem tão pouco responde a um modelo orgânico. Enquanto na mecânica as conexões são progressivas e ocorrem entre termos dependentes entre si, no maquínico as combinações se dão entre termos independentes e heterogêneos entre si, não podendo um ser o outro, ou outros. O maquínico difere do modelo orgânico, na medida em que no orgânico, a cada parte é conferida uma função específica a desempenhar, ao passo que no maquínico tem-se uma polivocidade das partes envolvidas. Cada elemento se liga a qualquer outro e pode assumir funções muito diferentes umas das outras. (DELEUZE; GUATTARI, 2010, p. 16)

[10] Pático, aqui, entendido como não discursivo, dado como uma subjetividade em direção à qual se vai, subjetividade absorvedora, dada de imediato em sua complexidade. O paradoxo consiste no fato de que a subjetividade pática tende a ser constantemente evacuada das relações de discursividade, mas é essencialmente na subjetividade pática que os operadores discursivos se fundam. (GUATTARI, 1992, p. 39)

E para mim, Ferenczi ressoa de algum modo com o *streap tease* proposto por Guattari, ao nos dizer que a análise mútua é uma técnica que se baseia na ideia de que onde o terapeuta (at) é incapaz de oferecer ao acompanhado um amparo idôneo, deverá, pelo menos, fornecer-lhe pontos de referência, expondo ao paciente suas próprias fraquezas e sentimentos, com toda sinceridade de que for capaz. O terapeuta/at permite-lhe saber com o que pode contar, mesmo que o paciente seja assim obrigado a ouvir e integrar realidades penosas e conviver melhor com isso do que com uma amabilidade fingida. Seria esse o *streap tease* ferencziano onde terapeuta/at e acompanhado se desnudam. Cada um dos protagonistas percebe no outro forças obscuras em ação, o que faz com que não pareçam inteiramente inofensivos, ambos experimentam o mesmo sentimento de insegurança. A análise mútua visa elucidar essas zonas de sombra para permitir a cada um situar-se com mais "segurança" em relação ao outro.

O comportamento do terapeuta/at na análise mútua oferece por si mesmo pontos de ataque à resistência. A explicitação de antipatias, fadiga e desprazer estão por trás de atitudes de benevolência e sensibilidade que caracterizam seu papel, pode levar a uma tolerância maior ao desprazer por parte do acompanhado. Buscar uma relação de reciprocidade, sinceridade e benevolência não passional, de aprendizagem e força para suportar perdas, acelera o processo terapêutico.

O que me interessa é pensar e afirmar o Entre at e acompanhado, onde as ideias de dualidade, de individualidade, intersubjetividade, (re)edição de comportamentos e vínculos primários através de transferências personológicas são problematizadas e, numa certa medida, desconstruídas em favor de conceitos como devir, acontecimento, produção de subjetividade, transferência maquínica e Entre ou Alteridade[11]. Parto de uma cartografia do desejo e seus agenciamentos coletivos de enunciação, não de interpretações estritamente familialistas, seja de um drama familiar ou linguístico pautado na estrutura e lógica edipiana e da falta. A relação terapêutica entre at e acompanhado é uma relação em que não se trata de uma troca entre interlocutores, mas antes de uma aliança feita num solo fecundo de confiança, onde as turbulências da alteridade possam se atualizar e constituir novos modos de existência.

Lembro-me da bela cena da noite da expulsão dos demônios relatada por Cauchick (2001), at da Residência Terapêutica Republica. Trata-se de uma cena com Prince, 27 anos, morador há 5 anos no serviço, "com seus olhos negros, comunica-se com uma linguagem bizarra, enigmática, fala de seres fantásticos, androides, replicantes, alienígenas, heróis e bandidos" (CAUCHICK, 2001, p. 117). Certa noite Prince bate na porta do quarto da at dizendo que não consegue dormir e pede ajuda dizendo que o quarto está cheio de demônios. Assustada com a demanda tão inusitada, a at vai até o quarto com ele e não sabe bem o que fazer. Ela pergunta onde estão os demônios, ele responde que estão todos ali e os aponta por todos os cantos e lados do quarto. Sem saber o que fazer, ela sabe que a situação exige uma ação imediata, "não havia tempo para pensar."

A at pede para que Prince abra as janelas, feche a porta do quarto e apague a luz. Pega uma toalha e começa a golpear o ar como se estivesse matando moscas e diz energicamente para os demônios irem embora e diz para Prince que é assim que "a gente toca as coisas que a gente não quer". Prince a ajuda e diz que tem no armário, debaixo da cama, nas gavetas. Eles enxotam todos os demônios. Por fim, Prince comenta aliviado que eles foram embora. A at diz para

---

[11] [...] o que no outro constitui sua alteridade propriamente dita é esta condição de afetar os corpos que encontra, o que tem por efeito perturbar a ordem vigente de tais corpos, provocando-lhes mudanças irreversíveis; condição que é ao mesmo tempo e indissociavelmente, a de ser afetado neste encontro, o que tem por efeito desestabilizar e transformar, também a sua própria ordem. Podemos dar mais um passo ainda e vislumbrar que há necessariamente uma alteridade em nós: é nossa condição de afetar e sermos afetados pelo outro, não só humano, o que provoca turbulência e transformações irreversíveis em nossa subjetividade. Em suma, a alteridade e seus efeitos, embora invisível, é real: esta nossa condição faz com que a natureza de nosso ser seja essencialmente processual. (ROLNIK, 1994, p. 36)

ele acender a luz, abrir a porta e fechar a janela, pergunta a Prince se agora dá para dormir. Ele responde que sim e pede que ela fique um pouco mais com ele. Esta bela cena nos mostra a parceria e confiança entre guerreiros contra o inferno e seus demônios levando-os à vitória que possibilita uma boa noite de sono.

Sigo por mais um traçado dessa cartografia e vou ao encontro da relação entre o Fora e a loucura elucidados por Deleuze (1988) ao escrever um livro sobre o pensamento de Foucault. No seu "Diagrama de Foucault", Deleuze afirma que o Fora é uma alteridade radical e irredutível com a qual nos relacionamos ao longo da história de diferentes maneiras: caos do mundo, estranheza da natureza, transcendência do divino, fúria da morte. As forças do Fora atuam como limite extremo das turbulências vividas no encontro entre os corpos provocando transformações profundas e irreversíveis em nossa subjetividade.

A relação que temos com o Fora se dá a partir de uma inescapável exposição a suas forças vertiginosas, numa relação de trânsito, de troca, de aventura, onde não se burocratiza o acaso com cálculos de probabilidade. Trata-se de uma relação que faz da ruína uma possibilidade de produção de novos modos de existência e que "não recorta o desconhecido com o bisturi da racionalidade explicativa. É uma aventura onde não saem ilesos o ser, a identidade, o sujeito e nem mesmo a obra." (PELBART, 1989, p. 96)

Mais uma vez uma cena de um at com a moradora Regina, 33 anos, esquizofrênica, há 5 anos e meio na República. Para a acompanhada, tudo é sentido no corpo: "meu braço vai cair? meu olho está muito fundo? ... o que mais me dá medo na vida é o corpo. Para onde ele vai?" (CAUCHICK, 2001, p. 109) Regina pesava 104 quilos e emagreceu 43 quilos. É bem humorada, suas brincadeiras são envolventes, as artes plásticas são seu meio de expressão privilegiado. Já o at é divertido, gosta de explorar a comicidade e envolver a todos. Na cena, o at está frente a frente com Regina, ele imita a gargalhada exagerada e nervosa dela. Ela intensifica ainda mais sua *performance*. Ele continua a imitação num "jogo de bufão... os rostos extremamente próximos. Os traços faciais ressaltados. O volume do riso ia aumentando... Ela ria loucamente, ele ria loucamente" (p. 110). O at começa a suar e fica gelado. A sala é tomada pelo pavor dos "rostos risos loucos". Abruptamente o at sai de cena e vai para o quintal respirar e se recobrar do medo que sentiu ao estar com Regina, achava que ia enlouquecer. Devir não é imitar, mas ser tomado por um campo de intensidade que nos arrasta para outro lugar, distantes de nós mesmos.

Esta experiência de abertura ao Fora se situa numa particular vizinhança com a loucura, no entanto, na última, o sujeito fica exposto sem proteção alguma à violência do Fora. Trata-se da mais absoluta abertura ao Fora que se reverte e o faz desabar num Dentro absoluto. "O paradoxo está em que o louco, dissoluto no Fora, é aquele que se enclausura nele enclausurando-o ... Aí se conjuga o maior dos escancaramentos ao Fora e o rebatimento dele sobre o menor dos territórios." (PELBART, 1989, p. 97)

O louco, chamado de psicótico pelos psicanalistas e esquizofrênico pelos psiquiatras, é o personagem que encarna o Fora que tanto ameaça o homem moderno e sua tão cultuada razão. Por representar a ruina da razão, o louco é excluído de n formas da vida social ditada pela racionalidade reinante. A impossibilidade de um território de vida vivível, sem chance de conexão, de trânsito entre o dentro e o Fora, de uma produção de novos modos de existência, o louco reduzido a doente mental, cronificado nos manicômios, não mais evoca o Fora, mas sim a morte. O encontro terapêutico com o louco necessariamente implica na abertura às forças do Fora e na tentativa de tessitura de pontes, trânsitos entre o Fora e o dentro e que se possa fazer proliferar outros dentros, outramentos que escapem do processo cronificante em direção à morte.

De novo na paisagem clínica, passo a cartografar recortes de um processo terapêutico em que eu, como psicoterapeuta, acompanho um paciente diagnosticado como esquizofrênico crônico nas quatro paredes do consultório. Ao longo do difícil acompanhamento desta pessoa em psicoterapia individual, me esforço para estabelecer vínculo, mas a paranoia parecia intransponível. Prestes a desistir do caso, tive a coragem de fazer o que depois vim a saber que seria um encontro genuíno e uma relação de mutualidade, como dizia e fazia Ferenczi.

Trata-se da psicoterapia individual de João, 43 anos, solteiro, branco, filho mais novo de uma família de sete filhos, pai professor (falecido), mãe dona de casa, família católica praticante, inclusive, com uma irmã freira e um irmão que foi seminarista, mas deixou a carreira e se tornou alcoólatra crônico. João mora com a mãe, uma irmã solteira e dois irmãos, um deles é Carlos, que sofre com o alcoolismo. A condição socioeconômica da família é razoável, a mãe e João recebem aposentadoria, a irmã trabalha, eles têm casa própria.

João tem uma história de doença mental de mais vinte anos com várias internações curtas e uma de 10 anos no Hospital de Paracambi no Rio de Janeiro. Seu diagnóstico é de esquizofrenia crônica, com delírios paranoides e epilepsia. O paciente tem sintomas de discinesia tardia, com tremores constantes e certamente provocada por uso abusivo e crônico de psicotrópicos e ECT.

Na história anterior ao adoecimento, João concluiu o ensino médio, trabalhou como auxiliar de escritório na adolescência, foi promovido e passou a controlar o almoxarifado da empresa onde trabalhava, tinha intenção de ser seminarista, mas depois desistiu. A família associa o adoecimento ao seu comportamento sempre tímido e aos conflitos com o irmão mais velho que desistiu de ser seminarista e voltou para a casa dos pais passando a dar muito trabalho por causa do alcoolismo. A maioria das internações ocorreram devido à agressividade com o irmão Carlos por quem se sentia perseguido. Na internação de longa duração passou a ser assediado pelos chamados "fantasmas de Paracambi".

João chega ao meu consultório levado pela mãe e a irmã que demandam a reabilitação social do paciente. Ele, porém, não apresenta demandas explícitas, não mostra nenhum interesse aparente e poucas palavras diz. Quase não responde às minhas perguntas, mantém um sorriso amarelado no rosto e um olhar desconfiado. João passa a fazer sessões semanais sempre acompanhado pelo irmão mais velho Jonas. As sessões são arrastadas, ele não fala quase nada, quando o faz, trata-se de uma fala entrecortada, onde algo começa a ser dito, mas não se conclui.

Aos poucos fica claro o pedido de proteção e ajuda para que ele possa se defender dos "fantasmas pseudocatequistas de Paracambi". Tento me aproximar mais de João, mas ele sempre reluta dizendo: "Falar de Paracambi me faz ter crises. Se eu falar eles começam a colocar pensamentos errados na minha cabeça e tenho crises."

Com a aproximação gradativa de João, passo a buscar saídas para um encontro e uma comunicação mais fluida e ao mesmo tempo mais protegida para ele, para nós. Uma das saídas que propus foi a de criarmos juntos no *setting* uma espécie de redoma invisível que neutraliza as influências dos fantasmas de Paracambi e se constitui como espaço protegido. João consegue se comunicar cada vez mais comigo, diz ele: "Paracambi quer que eu seja bicha e transforma minha família, minha casa, num bordel." E continua dizendo que o irmão alcoólatra, com seu comportamento agressivo, chega em casa xingando todos que se recusam a dar-lhe dinheiro para beber.

Me sinto cada vez mais próximo de João, ele mostra a cada dia que tem consciência e condições de se cuidar, mas, mesmo assim segue dizendo: "Não aguento discussão, passo mal. Não quero julgar. Não consigo mais trabalhar."

Numa dada sessão João fala de suas terríveis vivências no hospício de Paracambi, todos os maus tratos sofridos que conta com grande dificuldade. Fala das torturas que viveu e o quanto falar a respeito é reviver o insuportável. De minha parte, sou tomado literalmente por tudo o que ele diz, num momento de grande sensibilização e de um encontro indescritível com o terror, com a dor, com João. Ao sentir todo aquele sofrimento com João, passo a respeita-lo e admira-lo ainda mais. Aquele homem forte foi capaz de suportar tudo aquilo e estar ali comigo.

Passamos a ter uma cumplicidade, uma aliança que as palavras não dão conta de descrever. Numa sessão subsequente, João chega dizendo que ganhou o jogo com Paracambi. Tento entender o que ele diz, e ele taxativamente afirma que Paracambi não mais o atormenta. Nossa relação torna-se mais suave, temos conversas das mais variadas, a trivialidade e a alegria passam a ocupar um espaço maior. Vamos para a rua, respirar ar puro, a redoma parece não ser mais necessária. Surge o seu interesse, ainda que tímido, por falar de sexo, tanto com homens quanto com mulheres.

Com o tempo, passamos a escrever juntos em sessão sobre orgulho, traição, loucura, dependência, amor, amizade, homossexualidade... O método consistia em escolhermos o tema e cada um escrever sobre ele, depois trocávamos os escritos e vez por outra conversávamos um pouco. Era uma espécie de jogo onde passávamos de um processo individual em que eu me sentia mais à vontade para dizer o que quisesse e, no momento seguinte, que requeria uma pitada de coragem para expor o que foi escrito ao outro e poder fazer descobertas nessa troca.

Este jogo com João me lembra de noites nos botecos com amigos quando brincávamos de ser poetas, de fazer poesias coletivas na mesa de bar e do quanto nos divertíamos com tudo isso. Talvez, caro leitor, você também se lembre de ter se tornado poeta numa roda de amigos. Nós pegávamos uma folha de papel, um a cada vez escrevia duas ou três linhas poéticas, dobrava o papel de tal forma que somente a última frase pudesse ser lida. Em seguida passávamos o papel ao outro poeta boêmio da mesa que deveria se inspirar nesta última frase para continuar a nossa poesia. Por fim, líamos estas poesias escritas a muitas mãos, por vezes absurdas, hilariantes. Outras vezes belas e rimadas à luz da lua e da embriaguez. A arte de reinventar o mundo através das falas poéticas, de corpos e de almas que se misturam para em seguida singularizarem, essa é uma das maneiras que quero ter sempre disponível para aprender e acompanhar meus pacientes, meus amigos.

Hoje entendo, ao reler essa história com João, que se tratava de uma necessidade que se impunha a mim de – intuitivamente – não desistir de criar outras formas de encontro. Afinal, eu estava diante de alguém que estava implicado com a psicoterapia e que tinha passado duas décadas trancafiado numa instituição total muito violenta, e naquele momento tinha um espaço e tempo para ser cuidado e cuidar de si e do outro que ali estava com ele.

Tempos depois dessa experimentação, soube pelas inesquecíveis conversas com Baremblitt, que Ferenczi, num dado momento de sua prática clínica inventou a técnica da análise mútua. Ao ler seu "Diário Clínico" me surpreendi com a radicalidade da experiência ferencziana e reconheci grande proximidade com o que vivi e que possibilitou o fortalecimento do vínculo com João. Relação onde experimentei a mutualidade, onde os corpos, por vezes, se deixaram afetar pelas forças do Fora e seus efeitos, e onde tentamos tecer territórios, trânsitos entre dentro e Fora, criando condições de possibilidade para a criação de modos de existência que não aqueles que enclausuram as forças do Fora num movimento mortífero. Quero pensar e fazer uma clínica que tenha abertura aos devires que a atravessa e constitui com toda sua fecundidade e também seus riscos. Uma clínica processual, acontecendo nas fronteiras entre o estratificado e os processos de desterritorialização.[12]

---

[12] Por potencial de desterritorialização entende-se esse poder secreto e admirável de embaralhar os códigos, subverter as regras do jogo e transpor ou deslocar os limites, sempre de outro modo, seja através de um devir-bicha, de um devir-negro, de um devir-louco e ora assumindo um rosto estranho, ora ameaçador, herege, criminoso, delirante. (PELBART, 1993, p. 104)

3

AS DOBRAS DA/NA CLÍNICA DO AT

Será possível pensar sem enlouquecer? Esta é uma das perguntas intrigantes feitas por Deleuze ao discutir o que vem a ser pensar e que é retomada por Pelbart (1989). A filosofia, desde Platão, empreendeu esforços no sentido de contrapor a obscuridade aterrorizante das profundidades à serenidade e limpidez das alturas, com suas ideias e essências. Os pensadores e seus paradigmas podem ter variado ao longo dos tempos, mas a preocupação em dominar a matéria instável e os simulacros através de ideias puras, leis universais, instâncias reguladoras e universais continua atual.

No pensamento deleuziano não há apologia da profundidade, sua obra caminha em direção à superfície entendida como superfície de sentido, trama de singularidades que se basta a si mesma e sem primazia da razão ou apologia etnocêntrica do sujeito da razão. Deleuze reivindica autonomia para a superfície, ele a vê em função da produção da maquinaria de sentido.

Trata-se de um mundo de singularidades impessoais, pré-individuais, não ligadas e não aprisionadas nem na individualidade fixa de um ser infinito, nem pela sedentariedade de um sujeito do conhecimento. É nesse mundo que encontramos aqueles extraordinários momentos em que "se fez falar o sem fundo", onde a ameaça platônica de que fora do ser e da forma não teríamos senão o caos, foi completamente dissipada. Não é sem motivos que Deleuze (2013) retoma o dito de Paul Valery: "o mais profundo é a pele."

É evidente que alguns dos grandes pensadores chamados de "malditos", como Nietzsche, se dedicaram a uma tarefa mais radical, a de ouvir e fazer falar o sem fundo com suas vozes, gritos, grunhidos, ruídos, monstros e neste gesto ousado correr o risco de perecer por ter mergulhado fundo demais na mistura dos corpos.

Nessa tentativa de pensar/fazer clínica com os loucos, os dentros que enclausuram o Fora e que por isso são apartados e se apartam da vida social, nossa questão é: como (dis)funciona a relação com o Fora? Para tanto, recorro novamente a Deleuze (1988) que fecunda o pensamento foucaultiano para parir seu livro sobre este grande filósofo. Deleuze inventa o "Diagrama de Foucault", uma representação imagética para mostrar, segundo ele, a estrutura do mundo pensada por Foucault. Nesse mundo distinguem-se três planos diferentes: o do Saber, o do Poder e o do Fora- cuja articulação complexa constitui o que chamamos de Subjetividade. Em seguida veremos essa imagem.

Figura 1 – Diagrama de Foucault

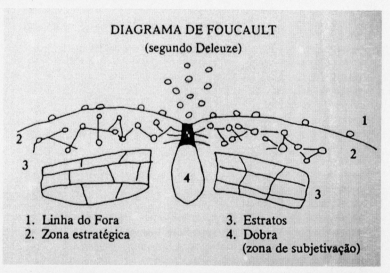

Fonte: Pelbart, 1989.

Os Estratos de Saber contêm duas formas exteriores entre si - o Ver e o Falar, o visível e o enunciável, a luz e a linguagem. Entre as coisas e as palavras - entendidas como campo de visibilidade e campo de enunciado - não há correspondência, continuidade, causalidade ou simbolização, mas disjunção, guerra e entrelaçamento. Nunca o enunciado conterá o visível nem o visível sugerirá o enunciável, ainda que eles se cruzem.

A visibilidade não diz respeito só à vista, mas ao conjunto de experiências perceptivas, às ações, paixões e reações, que vêm sob um modo específico, segundo um regime de luminosidade analisável. Sempre está em questão um regime de luz que distribui a visibilidade, o claro e o escuro, o visto e o oculto. Cada formação vê e faz ver tudo aquilo que pode, em função de suas condições de visibilidade, da mesma forma que ela diz tudo o que pode em função de suas condições de enunciação.

O enunciado por sua vez não se refere apenas às palavras, frases ou proposições, mas à diagonal que os cruza, aos locutores e destinatários variáveis, aos segredos e interstícios que ela cria – enfim, a um regime de enunciação e suas condições, um ser-linguagem anônimo, *a priori*, e singular, histórico, que distribui a seu modo as discursividades.

Os Estratos de Saber são a combinatória desses dois estratos disjuntivos (o ver e o falar) dessas superfícies superpostas, arquivos ou estratos. Esses estratos são atravessados por uma fissura central que os divide em quadros visuais de um lado e curvas sonoras de outro: enunciável e visível, luz e linguagem. A tarefa do arqueólogo foucaultiano será fazer um arquivo audiovisual desses estratos enquanto formações históricas. Como exemplo, Foucault analisou a percepção social e jurídica da loucura no século XVII que a associava aos mendigos, preguiçosos, libertinos, confinando-os no hospital geral, e no mesmo momento histórico os médicos discursavam sobre a loucura num regime próprio ligado à ideia incipiente de enfermidade cerebral, ao ponto de parecer que se tratavam de objetos bem diferentes.

Além da exterioridade recíproca entre ver e falar que constitui os estratos de Saber e que se traduz em guerra, captura e entrecruzamento, temos um interstício, um não lugar, um entre estratos, entre formas onde se atualizam as relações de força. Trata-se do segundo plano, o do Poder.

A Zona Estratégica do Poder é o interstício onde habitam as relações de força que impõem aos estratos de saber um determinado modo de funcionamento. Trata-se de uma estratégia exterior aos estratos de saber, embora seja imanente a eles uma vez que só existe na medida em que se atualiza neles e nas suas formas. Como exemplo temos o panoptismo, um tipo de conduta a ser imposta a uma multiplicidade qualquer, não existindo fora das formações históricas apesar de não se identificar com elas, como o regime panóptico na escola, na igreja, no cárcere, no manicômio, na família, etc.

A Zona Estratégica do Poder constitui o diagrama de forças, o plano estratégico onde se articulam o ver e o falar, do exercício do não estratificado, mas que só se atualiza nele e segundo seus modos de visibilidade e enunciação. O plano estratégico do Poder é instável, móvel, evanescente, exterior, já que se trata de relações de força que remetem a um outro exterior mais absoluto, o Fora.

> Quase não emprego a palavra poder, e se algumas vezes o faço é sempre para resumir a expressão que sempre utilizo: relações de poder. Mas há esquemas prontos: quando se fala de poder, as pessoas pensam imediatamente em uma estrutura política, em um governo, em uma classe social dominante, no senhor diante do escravo, etc. Não é absolutamente o que penso quando falo das relações de poder. Quero dizer que, nas relações humanas, quaisquer que sejam elas – quer se trata de comunicar verbalmente, como o fazemos agora, ou se trate de relações amorosas, institucionais ou econômicas - o poder está sempre presente: quero dizer a relação em que cada um procura dirigir a conduta do outro. São, portanto, relações que se podem encontrar em diferentes níveis, sob diferentes formas; essas relações de poder são móveis, ou seja, podem se modificar, não são dadas de uma vez por todas. (FOUCAULT, 2004, p. 277)

A Linha do Fora demarca a região das singularidades selvagens, ainda não ligadas, que borbulham justo acima da fissura central e embaralham os diagramas. Tempestades de forças impetuosas e violentas, jogo do acaso, do indeterminado, reino do devir e das forças selvagens e ainda não ligadas, é aquele lugar nascente de onde surgem os vetores de forças em relação e as ligações mais estáveis, ou seja, de onde surgem os próprios diagramas de poder e estratos de saber.

Infinitamente mais longínquo que qualquer exterior, e justamente por isso, mais próximo que qualquer interioridade, é o não estratificado, o sem forma por isso sempre nascente.

> O diagrama sai do Fora, mas o Fora não se confunde com nenhum diagrama, não cessando de criar novos diagramas... É assim que o Fora é sempre abertura de um futuro com o qual nada acaba, porque nada começou, mas tudo se metamorfoseia. (DELEUZE, 1988, p. 103)

As forças do Fora criam os diagramas e estratificações. Podem transbordá-los, formando pontos e nódulos de resistência que, uma vez inscritos nos estratos, os modificam.

Por fim, temos a Dobra, curva ou inflexão realizada pela Linha do Fora, através dos diagramas de força, para dentro da fissura que separa, nos estratos, a visibilidade dos enunciados. A Dobra constitui-se como zona de Subjetivação, desta forma podemos entender a subjetividade como uma modalidade de inflexão das forças do Fora, através da qual cria-se um interior, uma Dobra do Fora com relações de força desaceleradas, mais ou menos estratificadas, num ritmo e velocidade singulares.

> O Fora não é um limite fixo, mas uma matéria móvel, animada de movimentos peristálticos, de pregas e de dobras que constituem um dentro, nada além do Fora, mas exatamente o dentro do Fora. (DELEUZE, 1988, p. 104)

Foram os gregos os primeiros a dobrarem as forças, eles a relacionaram consigo mesmo. Sem ignorar a interioridade, eles inventaram o sujeito, mas como uma derivada, um efeito dos processos de subjetivação. Eles descobriram a "existência estética", a relação consigo, a regra facultativa do homem livre. A subjetividade deriva do poder e do saber, mas não depende deles, é uma inflexão sobre si das forças nômades e selvagens do Fora, é aquele que curva sobre si as forças que lhe vem do Fora. "Não a emanação de um Eu, (mas) a colocação em imanência de um sempre outro e de um não-eu" (DELEUZE, 1988). O Fora é a nascente dos diagramas de Poder, dos estratos de Saber e do bolsão de subjetividade. O mais longínquo, fugidio e incognoscível é o mais próximo e constitutivo da realidade.

No diagrama de Foucault de Deleuze, a relação entre a subjetividade e as forças do Fora se dá através de um gargalo que filtra a entrada das forças do Fora no bolsão da subjetividade, desacelerando suas partículas selvagens ou obstruindo sua passagem. Isso quer dizer que, para que os outramentos no sujeito possam ocorrer, este gargalo que "separa" o Dentro do Fora precisa ser desobstruído.

Trata-se então de curvar diferentemente a Linha do Fora, desobstruindo o seu gargalo, criando as condições de possibilidade de produção de subjetividade. Com a abertura às forças do Fora, embaralham-se os estratos de Saber, os diagramas de Poder conspiram e problematizam ainda mais as verdades de uma época, de um momento, de um sujeito, a disjunção entre o que se vê e o que se fala se intensifica, um campo problemático se avoluma.

> [...] a cada vez, inventar o entrelaçamento, lançar uma flecha de um contra o outro, fazer brilhar um clarão de luz nas palavras, fazer ouvir um grito nas coisas visíveis. Pensar é fazer com que o ver atinja seu limite próprio, e o falar atinja o seu, de tal forma que os dois estejam no limite comum que os relaciona um ao outro separando-os. (DELEUZE, 1984, p. 124)

Habitar esse limite dos estratos e se perguntar: o que posso ver e o que posso dizer hoje? Como se articulam o Pensamento e o Fora? Está é uma questão fundamental na obra de Deleuze. Pelbart (1989) pergunta: como se dá um Pensamento do Fora? A partir dessa questão ele constitui um campo problemático que produz agenciamentos que vão da filosofia, passando pela clínica e pela arte literária, e que muito me serviu como intercessor nessa empreitada.

É neste ponto fronteiriço de desobstrução do gargalo que separa o Fora e o Dentro, onde se atinge o limite entre o ver e o falar, numa invenção de séries, agenciamentos ao acaso, que é a tentação maior de todo pensamento vigoroso, criador, de todo pensador do Fora, é nesse limite que, em contrapartida, me exponho ao risco maior, o da loucura. E aqui chego ao que mais me interessa no Diagrama de Foucault criado por Deleuze. O que se pode dizer sobre a loucura e sua relação com o Fora e suas Dobras?

De acordo com a obra de Foucault, aos olhos de Deleuze, a loucura é o destampe, o escancaramento, a desobstrução total do gargalo da linha do Fora que até então dava passagem às forças vertiginosas do Fora para dentro do bolsão da subjetividade. A invaginação da linha do Fora desencurva-se. O que se constituía como um Dentro do Fora, uma "interioridade", restitui-se como pura exterioridade. A dobradura desacelerada das forças desdobra-se num turbilhão de forças que antes eram filtradas. Tudo se embaralha, a loucura se instala como toda exuberância do desatino, do inominável, do sem limite, o chamado surto psicótico segundo os psiquiatras. Trata-se da ruptura do bolsão da subjetividade e o vazamento selvagem de tudo aquilo que ele, com seu fino contorno, refreava, filtrava, amortecia. Por essa membrana agora tudo passa, A própria Dobra escancarou-se. Abole-se o limite tênue entre Dobra e Fora e tudo que daí decorre: interioridade, memória, história, continuidade no tempo e no espaço.

Se entendermos a subjetividade como uma crispação, uma dobra do Fora, podemos dizer, em contrapartida, que a loucura é sua distensão. O sujeito que antes curvava as forças em relação, agora fica sujeito às forças e suas relações, e todas as forças circundantes passam a atravessá-lo segundo a tempestuosidade do Fora, dos diagramas de Poder e dos estratos de Saber não mais disjuntos, mas caotizados. É a mais absoluta abertura ao Fora que, num segundo tempo, numa estranha reversão, faz o sujeito desabar num Dentro total e totalizante, sem chances de desdobrar-se, de constituir novos modos de existência.

A loucura então não seria apenas a exposição pura ao Fora e suas forças, mas a clausura desse Fora num personagem errante, exilado, muitas vezes encapsulado em crônicos processos psicóticos paranoides, maníacos ou melancólicos. A loucura não é Dobra do Fora, mas Dentro absoluto do Fora, mônada do Fora sem curvatura de forças, sem viabilização de trânsitos e passagens de formas de ver e falar.

> Sentir-se observado, vigiado, pode ser a incorporação sem transição do diagrama panóptico; ter o sentimento de ser um número, controlado, planejado e manipulado pode derivar do diagrama pestilento, que é esquadrinhador; em sua versão informatizada. É raro encarar um diagrama puro, já que a estratégia é um campo de batalha, onde se confrontam diferentes diagramas e se geram novos. Daí também a virulência arrebatadora com que os delírios de conteúdo político, sejam eles imperiais, revolucionários ou anárquicos acometem o sujeito na loucura. Ele se converte numa superfície de projeção do enfrentamento diagramático próprio ao plano estratégico, e reflete o ardor desse combate. (PELBART, 1989, p. 140)

Quanto ao saber, se diz que o louco "não sabe" o que fala, o que vê, não sabe que não sabe.

> [...] com o desmoronamento do dique subjetivo as duas formas de saber se interpenetram de um modo novo. Se antes já havia entre elas guerra, captura, entrelaçamentos, haverá agora mútua diluição. As palavras viram signos, a disposição dos móveis numa sala pode ser um enunciado persecutório enquanto as frases podem deslizar para o registro do ruído. O campo de visibilidade, que comportava complexos sensoriais, se desarticula enquanto campo para misturar-se desordenadamente com sons, palavras, frases, mas também mistérios, personalizações, animismos [...] Na loucura as curvas sonoras se entrelaçam com os feixes luminosos numa indiscriminação que evoca, miticamente, o estado do Universo antes

que Deus separasse as águas das trevas e a luz da escuridão. (PELBART, 1989, p. 140-141)

Com essa experiência singular e quase sempre angustiante, o louco tenta afirmar sua existência errante, suas verdades incompreensíveis, e sofre imediatamente um silenciamento e exclusão por parte dos saberes constituídos que querem normalizá-lo em conformidade com uma subjetividade neurótica dominante que segrega toda diferença que possa ameaçar sua ilusão de controle racional sobre a existência.

Sobre a forma de subjetivação neurótica dominante, podemos aventar, a partir do Diagrama de Foucault, que se trata de um Dentro também "absolutizado", mas que tenta a todo custo combater inutilmente as turbulências provocadas pelas estratégias do Poder e pelas forças do Fora sobre os estratos de saber de uma época, como se fosse possível perenizar verdades e preceitos morais e assim garantir uma ilusória estabilidade e segurança dos modos de existência dominantes.

O neurótico é aquele que, de alguma forma, para não lidar com o mal-estar que advêm dos abalos provocados pelas forças do Fora à Dobra que dá a ele uma ideia de estabilidade identitária, de um Dentro que tanto preza, acaba por absolutizar esse Dentro, ou pelo menos tenta fazê-lo, ficando surdo e "impermeável" aos efeitos do Fora, sofrendo assim todas as consequências de tal atitude que desvitaliza a produção de subjetividade, todas as vezes que isso se fizer necessário. O neurótico tenta negar o caráter processual da vida. Este Dentro absolutizado pode levar, por um lado, ao apego a um modelo identitário de produção de si e ilusão de controle da vida prometido pelas tecnologias biopolíticas disponíveis e, por outro, esse Dentro estandartizado pode levar ao outro que tudo vê e com o qual se estabelece uma relação de dependência ou servidão voluntária.

É nesse contexto que o louco e sua loucura vão se produzindo, expostos às forças vertiginosas do Fora e às forças de sujeição de um Dentro cristalizado nas formas jurídicas, familialistas e manicomiais e que constituem a sociedade contemporânea. Ao louco resta o estigma de doente propenso à cronificação, tratado pela parafernália "psi" em aliança com boa parte das famílias, da religião, da justiça e do capital. Tais instituições depositam no louco as forças do Fora que tanto ameaçam e atormentam a subjetividade dominante, esse Dentro supostamente impermeável e inflacionado pela razão e o controle. E assim a desejada cura e compaixão vão operando a mortificação dessas subjetividades errantes e singulares.

> [...] perdido na estonteante dispersão do Fora sem a promessa do calor de um Dentro, do repouso no aconchego de um território de vida, ele passa a ter um comportamento destrutivo. Então, e só então, é que o louco adoece: ele psicotiza. (ROLNIK, 2000, p. 89)

A subjetividade é constituída, atravessada por certos códigos e diagramas de poder. A diferença está no grau de abertura para os efeitos das novas composições de força que não param de se fazer, nessa produção permanente de Dobras. Foucault não descobre o sujeito, mas o define como uma derivada do Fora, sob a condição da Dobra. Enquanto o Fora se dobra, um dentro lhe é coextensivo, e é esta coextensividade que é a vida em sua processualidade.

Nessa empreitada ocorre o rompimento com um tipo de pensamento que tenta a todo custo modelar tudo pelo humano. É preciso voltar a afirmar categorias como o inumano, as forças da natureza, o invisível, já que as formas humanas se encontram cada vez mais desgastadas. O pensamento se torna vigoroso em Foucault e Deleuze numa permanente produção de novos modos de existência, numa estética da existência que liga a arte à vida.

Daí o interesse de Deleuze pela arte figural[13], onde o artista faz a mais espantosa das experiências, a experiência do uso do pensamento. Aquele que se deixa afetar pelas forças do Fora e extrai potência de novos objetos, "mergulha" no Fora e "arranca" os afectos com os quais este mundo é constituído. O artista cria novos mundos. Os gregos diziam que talvez o gesto artístico superior não seja produzir uma bela música ou um belo quadro, mas produzir uma bela vida, uma estética da própria existência.

A arte a que nos referimos também produz campo social, uma produção comprometida com a não submissão a procedimentos de individualização ou modulação da subjetividade e que busca a abertura aos afectos que constituem o mundo e outros modos de subjetivação. E é a partir dessa concepção de vida enquanto obra de arte que pensamos e nos esforçamos por fazer clínica.

Se o enlouquecimento é um processo de exposição insuportável às forças vertiginosas do Fora, o louco tentará fazer Dobra, dar contornos à sua existência para não ser tomado pelo turbilhão de forças selvagens do *nonsense* a que está exposto. A dobra, o sentido possível no qual ele tenta constituir um território vivível, é visto com estranhamento pela subjetividade neurótica hegemônica, e o louco é então encaminhado para os *experts* que o diagnosticam e institucionalizam. A produção de sentidos para a experiência de mergulho abissal no Fora vivida pelo louco passa a ser designada delírio. O delírio é negativado como sintoma da esquizofrenia, o louco é tornado doente mental. Ou seja, quando se anuncia qualquer possibilidade de criação de novos modos de existir para o louco, eles são prontamente sufocados e excluídos pela neurose hegemônica e seu terror à diferença.

---

[13] A arte figural é, surpreendentemente, uma arte de imagens, contrariamente à arte abstrata que rompe com o figurativo; tampouco se trata de uma arte figurativa que reproduzirá o modelo platônico de representação (modelo/cópia). Trata-se de uma arte tanto plástica quanto poética que trabalha não com a percepção, mas com perceptos, não com os sentimentos, mas com afectos. Os perceptos não percebem, não aprendem objetos; eles são pacotes de sensações e de relações que sobrevivem àqueles que os vivenciam. Os afectos não são sentimentos, são devires que transbordam àquele que passa por eles (tornando-se outro) [...] Os afectos são devires não humanos do homem, os perceptos são paisagens não humanas da natureza. (DELEUZE; GUATTARI, 1992, p. 218-220)

Preso no aberto do Fora, o louco é aquele que, por pavor e confinamento, acaba subtraindo-se a ele. Mesmo que a experiência da loucura seja a parada de um processo, ela afirma a potência do delírio.

> A literatura é delírio, porém o delírio não é uma questão do pai-mãe: não há delírio que não passe pelos povos, raças e tribos, e que não frequente a história universal. Todo delírio é histórico-mundial, deslocamento de raças e de continentes. A literatura é delírio e a esse título joga seu destino entre dois polos do delírio. O delírio é uma doença, a doença por excelência, cada vez que erige uma raça suposta, pura e dominante. Mas ele é a medida da saúde quando invoca essa raça bastarda oprimida que não cessa de agitar-se sob as dominações, de resistir a tudo que esmaga e aprisiona, e de se desenhar em oco na literatura como processo... Fim último da literatura, pôr em evidência no delírio esta criação de uma saúde, ou esta invenção de um povo, isto é, uma possibilidade de vida. Escrever para este povo que falta [...] (para significa menos, "no lugar de" que "destinado a") (DELEUZE, 1997, p. 15)

> Na esquizofrenia é como no amor: não há nenhuma especificidade ou entidade esquizofrênica, a esquizofrenia é o universo das máquinas desejantes, produtivas e reprodutoras, a universal produção primária como realidade essencial do homem e da natureza [...] O esquizofrênico é o produtor universal. Não há lugar, aqui, para distinguir o produzir e seu produto. Pelo menos o objeto produzido carrega o seu aqui para um novo produzir. A mesa continua seu próprio afazer. (DELEUZE; GUATTARI, 2010, p. 19-21)

A potência do delírio e da loucura convoca uma clínica com vocação de abertura para o que estamos em vias de diferir, para o que faz tremer nossos contornos e nos separa de nós mesmos, em proveito do outro que estamos prestes a nos tornar. Uma clínica que se compromete mais com a cartografia que com a arqueologia, com o vir a ser que com os porões do inconsciente e seus traumas familialistas passados. A clínica, tal como a arte figural, usa de um pensamento vigoroso que quer criar novos mundos. (ROLNIK, 1995)

    É inevitável que o at se empenhe em ampliar sua capacidade de vibração às intensidades do Fora, acolhendo e fazendo alianças e vizinhanças com as forças em jogo como meio de favorecer a reativação dos movimentos de invaginação do Fora e produção de Dobras. Também cabe a ele acolher e ajudar a sustentar territórios viváveis para as Dobras que produzem diferenças insuportáveis para o despotismo da Dobra neurótica/capitalística dominante que ataca tudo que dela desvia.

    Estar sensível aos efeitos das forças do Fora em seu próprio corpo é o que torna alguém sensível a estes efeitos no corpo alheio. O at deve ter uma sensibilidade capaz de entrar em ressonância com os efeitos do Fora que o afetam. "É vida sendo capaz de farejar outros sopros de vida por uma vibração que lhes é própria." (NAFFAH NETO, 1994, p. 129) Cabe ao at a difícil arte de promover o trânsito entre as Dobras e o Fora e constituir com os loucos "redes para as quais seus investimentos façam sentido, de tal modo que o que era subjetividade petrificada possa vir a revitalizar-se, o que era desejo despotencializado, reativar-se". (PELBART, 1989, p. 141)

    Na busca incessante dos potenciais de transversalidade no AT, do trânsito entre o Fora e as Dobras do Fora, não poderia deixar de contar uma das experiências mais marcantes que pude viver, que foi a produção coletiva do documentário *Pedras, plantas e outros caminhos*, fruto de um projeto de pesquisa e extensão contemplado com financiamento pelo edital do PROEXT de 2013. Agenciamos com vários territórios, seus saberes e linguagens, como o cinema, a psicologia, o AT, a música, a fotografia, as redes sociais, as políticas públicas, a educação (SILVEIRA et al., 2017).

    Uma das perguntas que se apresenta é: Por que um documentário sobre AT? Por conta de ser uma obra que encarna a indissociabilidade entre clínica, política e arte. Por conta da linguagem cinematográfica e sua potência de contágio micro e macropolítica para tratar de temas como o cuidado a céu aberto, com o compromisso ético-estético e político de afirmação de um fazer clínico compromissado com a liberdade, o vínculo e o trabalho coletivo. Por propiciar uma singular visibilidade e dizibilidade para o campo problemático em torno da díade que vai do normal ao patológico, da loucura e do AT e da RD (Redução de Danos). Pelo fato de o AT ser um dispositivo clínico-político (PALOMBINI, 2004) que utiliza como *setting* o espaço e tempo móveis e ricos em possibilidades de conexão para conectar o acompanhado com os serviços extramuros e a cidade. Por fim, por entender que essa história tecida pelas ats e Nei, o acompanhado, tinha uma beleza tão delicada que se tornou necessário para mim e para a roda de ats à época, cartografar e compartilhar os gestos, ritmos, tons, climas, traçados e movimentos que naquela história iam se fazendo. Convido o leitor a conhecer essa delicada história. Segue o link: https://www.youtube.com/watch?v=DM-YQXkT7LE

Além disso, seguimos o documentarista Bernardet (*apud* Teixeira, 2004), que rompe com um certo modelo sociológico de documentário como reprodução do real e o entende como uma linguagem artística baseada no fragmento e na justaposição. Também Deleuze não considera o documentário um filme que se opõe à ficção, mas tendo uma função fabuladora que desafia o real e que dá ao falso a potência de se tornar memória, personagem, história. (SILVEIRA *et al.*, 2017)

Voltemos à película, Nei, 30 e poucos anos, esquizofrênico, usuário de múltiplas drogas, em situação de rua há mais de 15 anos, vive numa praça e no seu entorno e se considera o jardineiro da praça. Tem uma série de procedimentos que realiza nesse cuidado cotidiano das plantas que somente ele domina e entende. Thais, a at, tenta se aproximar de Nei ao longo de um mês. Ele quase sempre arredio. O CAPS ad tenta mediar essa aproximação, mas também tem dificuldades. Então tentam mais uma vez a aproximação da família de Nei, que mora nas imediações da praça, particularmente da avó que é sua curadora. Num primeiro contato de Thais com a família, a at tem uma crise dissociativa e quase desmaia diante de tanta violência e abandono presentes naquela cena. Está diante de uma família que vive numa situação de pobreza marcante, a avó de Nei e sua curadora juntamente com os demais familiares se mostram arredios à proposta do AT para Nei e repetem o histórico discurso manicomial sobre a loucura. Mas a at e o CAPS não desistem.

Na insistência da at de se aproximar de Nei, ele passa a reagir investindo sexualmente na at. Essa parecia ser a explicação que ele tinha para a aproximação da at. Era isso que ela suscitava nele naquele momento. Depois de mais um tempo, Thais passou a se interessar pela *expertise* da jardinagem desenvolvida por Nei. Essa foi uma das formas encontradas por ela para se aproximar mais e que foi aceita por ele, o que resultou no início de um vínculo terapêutico. Ela se tornou uma espécie de aprendiz de jardinagem, papel que ele atribuiu a ela e que ela conseguiu desempenhar com desenvoltura, o que propiciou o fortalecimento do vínculo entre eles. A at aprendiz de um jardineiro louco passou a se dedicar ao seu papel. Aos poucos convenceu Nei a ir ao CAPSad, pela primeira vez de forma voluntária. Vale dizer que todas as abordagens da RAPS a Nei, até então, tinham sido muito violentas e fracassadas, porque contra sua vontade.

Também vale dizer que nessa época o CAPSad estava numa fase muito rica de consolidação da RD nas práticas e projetos do serviço. O cuidado à crise finalmente estava em curso. Nesse cenário, muitos usuários acolheram Nei com afago, pois muitos deles também viviam em situação de rua. Ele se sentiu menos ameaçado. Além disso, uma técnica de enfermagem com grande capacidade de maternagem conseguiu ofertar pela primeira vez um cuidado a Nei que mancava por conta das rachaduras nos pés. Com muito jeito ela oferece o cuidado aos pés de Nei, que aceitou, mesmo desconfiado. Ela delicadamente passa a lavar seus pés, depois passa uma pomada e por fim enfaixa-os.

Nei e a at saem dali. Depois disso, o CAPSad, aos poucos foi se tornando um lugar de cuidado e convivência para Nei, muitas vezes começando pelo cuidado aos pés. Ele, que estava na lógica cronificante da porta giratória, passou a ocupar leito de hospitalidade no serviço quando a situação se agravava, mas sem internação. É claro que houve momentos difíceis, como quando ele foi atropelado e passou meses internado no hospital geral. O AT precisou se reinventar sem pernas. A fissura de Nei para fumar um cigarro levou as ats a negociarem com alguns profissionais mais flexíveis e que tiveram a coragem de driblar os protocolos rígidos da instituição. Nei era por vezes levado de maca para espaços abertos para fumar, ver as árvores e plantas, tomar um sol e se refrescar numa brisa...

4

TÃO LONGE - CARTOGRAFIAS DA AMIZADE, DA HOSPITALIDADE E O AT

Cartografias da amizade no AT refere-se a algumas concepções menores de amizade que possibilitaram que eu ampliasse o meu entendimento e a minha prática do Caspa AT e do cuidado em saúde mental. Meu interesse está na fecundidade desta vizinhança entre amizade e AT. Estudar as várias concepções da amizade ao longo da história e na filosofia tem sido um exercício instigante da micropolítica do desejo[14] que se reflete na minha forma de viver a amizade na vida e de acompanhar estagiários, residentes e pesquisadores que fazem AT.

O público e o privado são inevitavelmente problematizados, tendo em vista o poder e o saber que determinam a hegemonia do modelo familialista para as relações sociais, em detrimento das relações de amizade. Fazer uma análise o mais rigorosa possível das relações de poder que são exercidas na clínica, atravessada que são pelas instituições do familialismo e da normalização, constitui-se um privilegiado campo de investigação e intervenção onde clínica e política são indissociáveis.

Aqui, nossos intercessores são: as ideias foucaultianas sobre a amizade apresentadas nas obras de Ortega (1999, 2000, 2000a,

---

[14] [...] há uma política que se dirige tanto ao desejo do indivíduo quanto ao desejo que se manifesta no campo social mais amplo. E isso sob duas formas: seja uma micropolítica que vise tanto os problemas individuais quanto os problemas sociais, seja uma macropolítica que vise os mesmos campos (indivíduo, família, problemas de partido, de Estado, etc.). O despotismo, que frequentemente reina nas relações conjugais ou familiais, provém do mesmo tipo de agenciamento libidinal que aquele existente no campo social [...] O problema, portanto, não é o de construir pontes entre campos já constituídos e separados uns dos outros, mas de criar novas máquinas teóricas e práticas, capazes de varrer as estratificações anteriores e estabelecer as condições para um novo exercício do desejo. (GUATTARI, 1981, p. 174)

2002, 2002a) e textos do próprio Foucault (1994, 2004), a ideia de hospitalidade absoluta em Derrida (1998, 2003), o amigo como melhor inimigo em Nietzsche (1986), a distância como condição da amizade em Blanchot (1971).

Me antecipo ao afirmar que a amizade aqui é concebida enquanto uma relação de incitação recíproca e de luta permanente com a qual se pode viver uma infinidade de encontros intensos e diferentes daqueles preconizados pelo modelo de amizade institucionalizada.

Foucault (2004) aproxima esta potente concepção de amizade das formas de encontro que podem ocorrer entre os homossexuais. Não porque eles estejam tentando sustentar sua identidade singular de homossexual neste mundo dominado pelos heterossexuais, pois este posicionamento está impregnado da mesma necessidade de uma existência cristalizada, de uma identidade perene buscando o poder de eternizar-se, mas porque o experimentar da sexualidade nos homossexuais pode abrir o corpo para hibridações variáveis que acabam por atravessar o tecido social abalando os alicerces da instituição da sexualidade.

Para Foucault, a função política da amizade é fundamental como elemento de ligação entre um processo de subjetivação individual e coletivo, podendo fazer emergir novos estilos de vida. A amizade é um convite, um apelo à experimentação de novos modos de relação social, como uma tentativa de desconstruir as rígidas formas de relacionamento existentes em nossa sociedade.

Ao longo da história da civilização ocidental, a amizade foi muitas vezes vista com receio e reservas, ameaça potencial a uma ordem social estabelecida. Vale destacar alguns dos momentos históricos em que esta ameaça se fez presente e observar os mecanismos reguladores que foram adotados para manter a ordem universal.

Com o teocentrismo na Idade Média, a amizade foi esvaziada de seu caráter afetivo e interpessoal e a instituição da *philia* greco-romana foi substituída pela ágape cristã em que o que prevalece é o amor a Deus sobre todas as coisas. Os amigos se tornam irmãos, todos são irmãos desde que se assemelhem a Deus em suas condutas terrenas, a perfeição está no amor divino e não nos desejos e escolhas da carne. A amizade perfeita é aquela que se tem por todos os homens e não apenas por alguns, ela é transcendente e não imanente. Com o amor cristão que castra literalmente a amizade grega e torna a sexualidade uma exclusividade familialista e homofóbica, inaugura-se o que vemos nos nossos dias acontecer com os sentimentos de simpatia, normalizados e civilizados mediante o emprego das relações familiares como modelo hegemônico de vida emocional e de qualquer forma de intimidade.

Vivemos num mundo onde as instituições sociais tentam limitar os potenciais arranjos de relacionamento singulares que se insinuam e se afirmam. E isso se deve ao fato de que uma sociedade que permitisse a proliferação de relações variáveis, teria dificuldades de administrar e de controlar tamanha complexidade e processualidade. A crítica a este controle é feita de forma contundente por Foucault quando aborda a luta homossexual que luta por um novo "direito relacional" (FOUCAULT, 1994). Este é o seu poder transgressor porque pode se ampliar para todo tipo possível de relações, ao invés de impedi-las ou bloqueá-las.

A luta homossexual não deve buscar a afirmação de uma linha vertical que cristaliza a identidade homossexual, tampouco lutar por uma igualdade horizontal entre os sexos, mas abalar os alicerces da instituição da sexualidade traçando uma linha transversal que arrasta as duras linhas horizontais do modelo familialista e as linhas verticais dos papéis familiares e heterossexuais para o que está porvir.

Foucault faz referências a esta mesma institucionalização e limitação das relações quando lhe perguntam sobre a influência da idade na relação que se estabelece com alguém. Diz ele:

> Entre um homem e uma mulher mais jovem, a instituição facilita as diferenças de idade, a aceita e a faz funcionar. Dois homens de idades notavelmente diferentes, que códigos têm para se comunicar? Estão um em frente ao outro sem armas, sem palavras convencionais, sem nada que os tranquilize

sobre o sentido do movimento que os leva um para o outro. Terão que inventar de A filia Z uma relação ainda sem forma que é a amizade: isto é, a soma de todas as coisas por meio das quais um e outro podem se dar prazer. (FOUCAULT, 1994, p. 163-167)

Podemos então entender que as experimentações homossexuais ou de pessoas com grandes diferenças de idade e suas amizades coloridas, relações discrepantes, liberam tonalidades inusitadas no arco-íris das formas de intimidade e de prazer, revelando os "n sexos", capturados pelo cinzento domínio do capital e do familialismo na existência contemporânea.

No evento que trouxe Foucault à PUC do Rio de Janeiro em 1973, Pellegrino e Foucault concluem que a relação terapêutica deve ser feita para destruir as relações de poder hegemônico[15]. Tal afirmação ressoa com meu intento de problematizar a regra da neutralidade, digo, da abstinência na relação terapêutica e no AT, o que não significa propor uma relação simétrica, de amizade entre at e acompanhado simplesmente, tal como bons amigos aristotélicos que se unem por serem semelhantes em valores ou por interesses comuns. Pensar assim seria estar capturado pelo modelo familialista onde se tem uma forte ideia de pertencimento, parentesco, igualdade, consenso e reconhecimento marcando relações de poder e subjugação.

Uma curiosa ressonância entre o AT e a amizade é que inicialmente o at era chamado de amigo qualificado, o que provocou reações contrárias dos terapeutas, particularmente psicanalistas, por considerar o termo amigo inadequado pelo risco de descaracterizar a especificidade e o profissionalismo deste trabalho terapêutico.

---

[15] Foucault comenta a afirmação de Pellegrino: "Quando o senhor diz que a psicanálise é feita para destruir a relação de poder, estou de acordo. Estou de acordo quando penso que se pode perfeitamente imaginar uma certa relação que se verificaria entre dois indivíduos, ou entre vários indivíduos, e que teria como função tentar dominar e destruir completamente as relações de poder; enfim tentar controlá-la de alguma forma, pois a relação de poder passa pela carne, nosso corpo, nosso sistema nervoso. A ideia de uma psicoterapia, de uma relação em grupo, de uma relação que tentasse romper completamente essa relação de poder, é uma ideia profundamente fecunda; e seria formidável se os psicanalistas colocassem essa relação de poder no próprio seio de seu projeto." (FOUCAULT, 1999, p. 150-151)

De minha parte, é óbvio que considero a aproximação pertinente na medida em que ela possa potencializar o trabalho do at e enaltecer os aspectos terapêuticos do amigo tal como o entendo. A amizade aqui é entendida como combinação de solidariedade, respeito e confiança[16], na qual a vida do acompanhado possa se afirmar criativamente na relação com o amigo/at e que juntos constituam o aconchego de um território de convivência social, principalmente, para aquele que, por motivos diversos se encontra alijado da vida social.

A amizade transversalizando a relação terapêutica desafia at e acompanhado a se transformarem neste processo onde o que prevalece é a hospitalidade ao estrangeiro[17] numa tentativa de construção da confiança necessária para enfrentar as repetições paralisantes da vida que afetam o trabalho do at, que aparecem nas queixas do acompanhado e que acabam por demarcar o exercício de uma clínica institucionalizada.

---

[16] Na análise que Rolnik faz do filme *Confiança* de Hal Hartley (1990), a autora diz que o diretor realiza uma ética do trágico. No filme os personagens caem frequentemente, a queda é inevitável, alguns vivem a queda como vítima ou do destino ou de um "olho gordo" qualquer, acreditam ser possível evitar a queda e quando caem, ou se paralisam de terror ou se destroem. Este é o modo dramático. Outros decidem entregar-se à queda e problematizá-la, porque sabem que cair é inevitável e que de dentro da queda é possível reerguer-se transmutado, sem esquecer que não há qualquer garantia de que isso de fato venha a acontecer. Este é o modo trágico. Numa sequência memorável, a protagonista Maria sobe no alto de um muro, e numa atitude inesperada, vira-se de costas e se atira nos braços de Mathew. Ele, de súbito, a segura, ela agradece e diz: confio em você. "O que ela quer experimentar é sua confiança em Mathew, e o que ela agradece é pela conquista dessa confiança dentro dela" Maria pede a ele que faça o mesmo apesar de seu peso pois o que ela quer dizer é que pode "ampará-lo" na queda, ela quer que ele experimente a confiança. (ROLNIK, 1994a, p. 109)

[17] No seu julgamento, Sócrates apresenta-se ao tribunal como estrangeiro e joga a vida perdendo-a neste jogo. Ele pede aos juízes que o tratem como estrangeiro para quem se exige cuidados, um estrangeiro pela sua idade e pela sua língua, língua popular e filosófica. A sutileza da retórica de Sócrates consiste em queixar-se de não ser sequer tratado como estrangeiro, pois existe um direito de hospitalidade para os estrangeiros em Atenas. Os atenienses dão hospitalidade ao estrangeiro desde que ele compreenda, que fale a língua dos hospedeiros em todos os sentidos e extensões possíveis, antes e a fim de poder ser acolhido. Esta é a primeira violência, a imposição da própria língua. "O estrangeiro é, antes de tudo, estranho à língua do direito na qual está formulado o dever de hospitalidade, o direito ao asilo, seus limites, suas normas sua polícia, etc. Ele deve pedir a hospitalidade numa língua que não é a sua, aquela imposta pelo dono da casa, o hospedeiro, o rei, o senhor, o poder, a nação, o Estado, o pai, etc." (DERRIDA, 2003, p. 15)

Derrida (2003, p. 11) nos mostra que a hospitalidade ao estrangeiro em Atenas é atravessada pela "questão da autoridade paterna e razoável do logos". A hospitalidade pode ser estendida à família e aos descendentes do estrangeiro, não pode ser entendida como possibilidade de aquisição de uma nacionalidade ou cidadania a alguém que não a tinha, o estrangeiro e sua família têm seu nome próprio e continuam sendo estrangeiros. Vemos o paradoxo do direito de hospitalidade de um estrangeiro, representado e protegido por seu nome de família, e, ao mesmo tempo, o limite e o proibido que se impõem nessa relação é o que torna possível a hospitalidade ao estrangeiro.

O que mais nos interessa desta reflexão sobre o estatuto da hospitalidade feita por Derrida diz respeito àquele que chega anônimo, a qualquer um que não tenha nome próprio e que logo seria tratado, não como estrangeiro, mas como bárbaro. O autor diz que uma das mais sutis diferenças, às vezes imperceptíveis, entre o estrangeiro e o outro absoluto. É que este último pode não ter nome nem nome de família; a hospitalidade absoluta ou incondicional que se gostaria de oferecer supõe uma ruptura com a hospitalidade condicional, com o direito ou pacto de hospitalidade. A lei da hospitalidade aparece como lei paradoxal e perversa.

A hospitalidade incondicional rompe com a hospitalidade como direito ou dever, com o "pacto" de hospitalidade. Ela exige que eu abra minha casa e não apenas a ofereça ao estrangeiro, mas ao outro absoluto, desconhecido, anônimo, que eu lhe "ceda lugar", que eu o deixe vir, que o deixe chegar. E ter um lugar no lugar que ofereço a ele, sem exigir dele nem reciprocidade (a entrada num pacto), nem mesmo seu nome. A lei da hospitalidade absoluta manda romper com a hospitalidade de direito, com a lei ou a justiça como direito (DERRIDA, 2003, p. 24-25).

No AT, por vezes é necessária uma relação terapêutica com hospitalidade incondicional à alteridade que há em cada acompanhado, família, comunidade, e a certeza de que as experimentações vividas na relação não podem garantir o final feliz do drama anestesiante desejado pela subjetividade capitalística, mas a alegria trágica das quedas e da possível transmutação da vida. É neste contexto que as relações de confiança se constituem e viabilizam o AT. Relembrando a cena do documentário em que a at Thais se aproxima da família e quase dissocia diante de uma realidade tão disruptiva quanto violenta, só mesmo com uma hospitalidade incondicional para seguir na construção de uma história de cuidado ao outro.

A hospitalidade incondicional me faz lembrar de mais dois ats e cenas ocorridas com eles na rotina de uma unidade de internação de saúde mental de um hospital universitário. Nesta unidade de internação foi realizado prioritariamente o at de pacientes capturados pela porta giratória, ou seja, aqueles que estão vivendo reinternações sucessivas e cronificantes, e nossa maior intenção é retirá-los desse processo mortífero, através do que chamamos de alta acompanhada. O trabalho, portanto, acontece mais fora do que dentro do hospital.

Por algum tempo, foi possível fazer o AT durante a rotina do serviço, com os pacientes internados, sem saber muito sobre eles, apenas o que constava nos prontuários e suas informações telegráficas ou nas falas da equipe, muitas vezes eram carregadas de estereótipos e estigmas. Imbuídos dessa hospitalidade incondicional, pouco sabendo a respeito dos acompanhados. Realizando o AT nesse ambiente inóspito e enclausurante, o desejo era de sustentar aberturas, brechas de liberdade, por menores que fossem, para fora dessa rotina justificada pela necessidade de proteção a pessoas em crise psíquica grave. (SILVEIRA, 2022)

Mais uma breve digressão que se avizinha do que estamos tratando. Quero falar de uma querida amiga, Manoela Lopes, à época coordenadora da equipe de rua REDUZ, em Coimbra, que tive o prazer de entrevistar quando fazia o documentário *Diário de um cartógrafo: a RD em Portugal* (2016) e que dizia que nos consultórios e serviços, esses "espaços protegidos dos profissionais com suas secretárias", não se tem a possibilidade de conhecer as pessoas que tais profissionais se dispõem a cuidar, "[...] não conheço esse indivíduo [...] nem conheço a realidade que ele vivencia. Eu só posso conhecer o indivíduo se conhecer a realidade que ele vivencia."

Nas saídas com esses quase desconhecidos acompanhados internados pelas imediações do hospital, por muitas vezes os ats alcançavam efeitos terapêuticos propiciados pela sua capacidade de hospitalidade incondicional e pelo simples fato de sair, de ir para fora, e, assim poder embaralhar os códigos e os modos de cuidar hospitalocêntricos, desinstitucionalizando, até onde fosse possível, o cuidado à crise fora desse ambiente tutelar e asséptico do hospital.

Joana é uma jovem que, no discurso institucional, sempre que era internada por apresentar sintomas de "hipersexualidade" (sabe-se lá o que é isso?), se mostra muito pegajosa e dependente. Os ats observam que a postura dos profissionais costuma ser de não responder às suas insistentes demandas e investidas sexuais, até que a medicação fizesse seu efeito e removesse tais sintomas. Por sua postura "invasiva", Joana é tolhida constantemente, estar com ela era exaustivo para a equipe e para vários pacientes do serviço que reproduziam a atitude de tutela constante.

Joana se aproxima de um dos ats, João, e ele, diferentemente dos outros profissionais e pacientes, aceita uma aproximação corporal e passa a circular dentro e fora das dependências da unidade de internação de saúde mental com ela de mãos dadas. Eles andam muito. Ela sempre se acalma depois dos passeios com João. Por vezes João precisa colocar limites nas "mãos bobas" de Joana que tentam roçá-lo, mas nada que não tenha sido contornado sem maiores dificuldades. Outras vezes Joana diz ao at que quer namorar com ele, transar com ele ou pergunta se ele é namorado dela. Os dois conversam abertamente sobre isso. O at não sufoca a sexualidade de Joana que se expressa naqueles momentos de liberdade. Ele escuta e questiona com generosidade e curiosidade tudo o que ela tem a dizer. Num dado momento, reafirma seu papel de at, a conversa e demanda sexual parecem se esgotar ali e eles continuam a caminhar e conversar.

Começam os burburinhos entre pacientes, que acham que o casal está namorando e também na equipe de enfermeiros e técnicos de enfermagem, que quer entender o que o at está querendo ao agir daquele modo. Esta foi uma grande oportunidade que o at João teve de se aproximar da equipe e contar sobre o seu trabalho e sobre as andanças da dupla, do quanto ele percebe que a agitação de Joana diminui depois das saídas e do modo como a sexualidade tem sido tratada pelos dois a cada vez que aparece. A equipe se acalma, sua contrafissura[18] é então manejada pelo at.

Noutra cena, o at João sai com Paulo, outro jovem que a equipe do serviço dizia estar "hipersexualizado", aborda todas as mulheres que encontra e pergunta se pode beijá-las e que quer transar com elas. Paulo já está internado há um bom tempo, os sintomas não cedem à medicação, a atitude da equipe é similar à adotada com Joana, a vigilância e a colocação de limites são constantes, tanto pela equipe quanto pela mãe. Paulo demanda muito a presença e os cuidados da mãe e se mostra muito ansioso quando ela está ausente. Certo dia Paulo é abordado pelo at João para dar um passeio. Eles saem do hospital, caminham pelo bairro, era um dia lindo, ensolarado. Eles vão para uma praça, escutam música, falam sobre mulheres, religião, conversam sobre trivialidades da vida como dois amigos. Por vezes Paulo se lembra da mãe, a ansiedade aumenta, ele tem urgência de voltar, mas o at e o prazer daquela saída depois de tanto tempo recluso aplacam seu ímpeto, o clima tenso se esvai.

Num dado momento, Paulo cogita a possibilidade de fugir. O at lembra do combinado que fizeram antes da saída e do quanto acredita que Paulo vai ser capaz de cumprir com sua palavra. O clima tenso de novo se esvai. Finalmente a dupla resolve voltar para a enfermaria. No caminho de volta o at fica apreensivo quando vê que duas garotas vão passar por eles, e tudo leva a crer que Paulo vai abordá-las, e elas provavelmente vão reagir à sua agressão. O que fazer? As duas garotas se aproximam, Paulo não as interpela de forma acintosa. Assim que elas passam, discretamente comenta o quanto elas são lindas. Elas escutam o elogio e seguem o seu rumo. O que aconteceu com esse garoto e sua hipersexualidade descontrolada?

---

[18] Fenômeno de desespero, de fissura por resolver imediatamente, se manifesta na prática de internações forçadas muitas vezes de adolescentes que tiveram seu primeiro contato com alguma droga ilegal. A esse afã por resolver imediatamente e de modo simplificado problemas de tamanha complexidade chamamos contrafissura. (LANCETTI, 2015, p. 30)

Por que longe da mãe e da equipe vigilante e controladora, ele agiu assim? Será que a cidade, o belo dia, a liberdade, a cumplicidade com o at tiveram algo a ver com isso, ou será que finalmente a medicação começou a fazer efeito? Ou será que é algo da ordem de uma complexidade intangível dos encontros que se deu aí e que foi tecendo essa cena e seu desfecho.

Nair é uma paciente numa crise depressiva tão intensa que precisou ser internada mais uma vez. Passou por várias e importantes perdas na vida, sua autoestima está baixíssima, fala sempre de sua feiura e obesidade e do quanto sua filha tem vergonha de ter uma mãe louca e gorda, chora muito. Uma das ats, Clara, acompanha Nair nesse calvário de tristeza profunda e a acolhe com toda a dedicação e delicadeza de que dispõe. Em meio a lágrimas Nair se lembra da vez em que pôde estar numa das apresentações de ballet da filha: "Ela estava tão linda dançando no palco". Nair é tomada por uma lembrança arrebatadora que lhe faz feliz naquele instante. Clara, por sua vez, lembra-se de uma aula também arrebatadora de dançaterapia que teve há poucos dias e na qual experimentou a dança espontânea. A at então decide colocar uma música no celular e convida Nair a dançar espontaneamente com ela. As duas estão praticamente sozinhas no pátio da enfermaria, Nair se levanta, faz alguns gestos tímidos, Clara a imita, propõe variações, agora é a vez de Nair imitá-la, e aos poucos as duas vão criando um bailado leve e solto, com uma espontaneidade que arranca suavemente Nair da melancolia. Seu corpo pesado agora fica leve. Ela estampa um sorriso no rosto tão bonito quanto aquele que expressou quando lembrava da filha bailarina. O ritmo, o movimento, a música, o riso, a leveza do ser toma conta dessa cena.

Marta é outra paciente com histórico de várias internações. A profecia auto realizadora disseminada pela equipe é de que durante as internações ela piora gradativamente para um negativismo profundo, recusa de alimentação, complicações clínicas e dependência total de cuidados em saúde. Duas estagiárias de AT tiveram oportunidade de acompanhar Marta em momentos diferentes, sem que soubessem que haviam acompanhado a mesma paciente. Apenas nas nossas rodas de AT é que a partilha das experiências acontece e as duas ats se dão conta do trabalho que realizaram com Marta.

A at Beatriz conta que cantarolava pelos corredores da enfermaria quando se deparou com Marta. Ela começou a cantarolar junto com a at, um canal de comunicação se abriu entre as duas que, além de cantar, começaram a batucar juntas, percussão e voz em harmonia por um bom tempo. Foi esse o encontro significativo entre elas, nesse momento Marta ainda estava bem. Beatriz volta a encontrar Marta na semana seguinte. O cenário é totalmente outro, a paciente está acamada e aparentemente inconsciente. Beatriz começa a batucar novamente à beira da cama de Marta, nessa hora passa um enfermeiro pela porta do quarto, observa a cena, estranha a atitude da at, já que para ele era óbvio que a paciente estava inconsciente e com um semblante de desdém segue o seu rumo. Beatriz, sem se constranger, insiste. Marta responde com gestos quase que imperceptíveis, imitando o batuque da at. Beatriz por vezes muda o ritmo, Marta reage do mesmo modo sutil, aprovando ou não as mudanças de ritmo. Por fim Beatriz para de batucar. Marta parece dizer: por que parou? E continuam. Depois de um tempo o cansaço. Elas terminam essa conversa-percussão.

No intervalo entre esses dois ATs de Beatriz, Clara, a outra at, esteve com Marta que já estava muda e numa cadeira de rodas. Na sua tentativa de comunicação com a paciente, sabe-se lá porque, também o batuque se fez presente, Clara ditava um ritmo, Marta repetia, Clara mudava o ritmo, Marta de novo a acompanhava, Clara se empolgou e começou a tirar sons de várias partes do próprio corpo numa desenvolta percussão corporal, quando se deu conta, estava chamando atenção não somente de Marta, mas de outros no entorno, de novo a vergonha, mas a at não cede e continua sua conversa percussão-corporal com Marta.

Sem saberem, as ats, quase que concomitantemente, desconstroem a profecia auto realizadora de agravamento da crise de Marta, reverberando com ela numa conversa-percussão, percussão corporal, a música e o ritmo para tirar o outro do negativismo supostamente intransponível.

A hospitalidade incondicional se junta à potência esquizo. A potência esquizo nada tem a ver com a esquizofrenia como entidade psicopatológica, não se trata de algo que remete à doença. O encontro com o dito esquizofrênico, como qualquer outro encontro, é portador da potência esquizo, na medida em que, em todo ou qualquer encontro, algo de impensável, de inédito pode acontecer e desfazer a ilusão de que se pode prever, controlar, moldar o que acontece no encontro, ou está prestes a acontecer.

Deleuze e Guattari (2010) dizem que o esquizofrênico delira, não com papai-mamãe, mas com os acontecimentos da história. A hipersexualidade, a persecutoriedade e o buraco negro suicidário acabam por personificar numa vida como a de Nair, de Marta, Paulo, Joana, a massificante objetificação dos corpos reduzidos a uma beleza estandartizada, investida de um prazer sexual impessoalizado, tornado mercadoria de consumo compulsivo. A paranoia nos leva a acreditar ser possível dominar toda a complexidade dos processos de vida, encontrar suas verdades recônditas para ter poder sobre as vidas de uns e de todos ao mesmo tempo. Somos levados a acreditar que é preciso colocar tudo em palavras, é preciso falar para supostamente se salvar do enlouquecimento, e não adianta falar de qualquer jeito, é preciso que seja uma fala lógica, coerente, eloquente. Somos tomados pelo medo constante de aniquilamento e roubo dos nossos capitais vorazmente acumulados. A paranoia é a nossa religião, o nosso ópio, o nosso logos, nosso estilo de vida neurótico que psicotiza.

Só mesmo uma hospitalidade absoluta, incondicional, e uma potência esquizo para nos tirar do prumo, nos obnubilar, criar vertigens em nossos corpos e nos presentear com o impensável, o caos que nos habita, e o sagrado talvez que nos faz gaguejar diante da pomposa eloquência dos que encontraram a verdade, dos que sabem o que dizem com toda certeza do mundo. Que consigamos embaralhar os códigos, duvidar do que vemos, ouvimos e dizemos, que possamos desejar o que não sabemos para assim, nesse lugar, desse lugar, finalmente ter algo que valha realmente a pena dizer.

> [...] o quanto desejo e arte são capazes de transgredir a funcionalidade imediata dos objetos e mesmo das relações ínter-humanas [...] como se pudéssemos compor uma feliz estética da existência com os calcinados pedaços de nossas vidas. O estado de graça talvez seja isso: a agradável sensação de que se pode mudar a vida num lance de alegria. (ORLANDI, 1998, p. 39-41)

Podemos nos encontrar em conversas-percussão de corpos--percussão, bailar com a leveza de um corpo obeso, ter a coragem de nos desinternar e correr o risco de caminhar pelas ruas, para fora de si. E nessas nossas fugas pelo mundo, surpreendermo-nos com o aconchego de um dentro, um dentro do fora, um território de vida onde a liberdade tenha lugar e possa ser terapêutica.

A hospitalidade incondicional não pode ser sufocada pelo universo institucionalizado das quatro paredes do consultório ou dos serviços de saúde e saúde mental. Quero dizer que a privacidade e o controle do *setting* terapêutico precisam ser, no mínimo, questionados a partir de um enfoque ético e político em favor da potencialização de um *setting* ambulante[19], construído nas composições infinitas dos fluxos do campo social.

Isto quer dizer que as relações duais ou grupais, em consultórios ou na comunidade, devem se constituir abarcando toda a complexidade da (re)produção da subjetividade contemporânea. As noções de indivíduo e grupo precisam ser desnaturalizadas e entendidas como efeitos pontuais de processos de subjetivação sempre coletivos, envolvendo uma complexidade de elementos orgânicos, políticos, midiáticos, econômicos, libidinais, ecológicos, etc.

O que importa é que se consiga romper com as relações de poder que determinam o lugar do eu e do outro, do *expert* e do

---

[19] Num consultório estabelecemos um *setting*. Do contrato até a forma como os móveis estão dispostos na sala, temos uma multiplicidade de elementos que fazem parte de um campo onde se estabelece o processo terapêutico. O *setting* é uma garantia e uma necessidade para a realização do trabalho. Na prática do at, é evidente que o *setting* não está colado ao espaço físico: onde quer que estejam terapeuta-paciente, o *setting* está presente. A esta presença que percorre o espaço físico, a este campo denominou-se *setting* ambulante. (FULGÊNCIO, 1991, p. 234)

despossuído disso através de dispositivos[20] revolucionários. Criar passagens para atualizar singularidades, sensibilidades coletivas e modos de relação até então inexistentes na comunidade e na clínica. Este é um dos sentidos políticos da clínica que faço questão de afirmar, inclusive para contrapor à ideia de uma psicologia enquanto saber privatizante, cientificista e a serviço da normalização.

De maneira enganosa e habitual, as igualdades nos fazem pensar nas amizades, e as diferenças nas inimizades. O que nos interessa é buscar posições transversais que possam manter o caráter aberto, de experimentação nas/das relações entre at e acompanhado e tentar sustentar as condições de possibilidade para que algo aconteça de novo nestas relações, num processo onde a reinvenção de si e do mundo é o que aponta para a saúde e a afirmação da vida. Uma das estratégias utilizada para dar consistência à relação entre amizade e AT privilegia uma cartografia dos fluxos onde se pode pensar os movimentos da relação terapêutica no AT por aproximações e distanciamentos, remetendo aparentemente e equivocadamente a igualdades quase absolutas ou a diferenças intransponíveis, quando o que se espera é este trânsito entre o Fora e os Dentros do Fora, (des)territorialização em processualidade.

Mais um AT, agora o acompanhado é Wilian, 32 anos, com diagnóstico de esquizofrenia crônica e em tratamento desde os 15 anos pela RAPS. O acompanhado foi encaminhado pelo CAPS para o AT por apresentar um quadro sem melhoras significativas, em processo de cronificação, e os recursos terapêuticos disponíveis se mostravam insuficientes para dar conta de todas as demandas suscitadas pelo caso.

Wilian não cuida de sua higiene pessoal, está sempre com roupas sujas ou muito velhas, é muito faltoso ao CAPS e, quando

---

[20] Mas o que é um dispositivo? É antes de mais nada uma meada, um conjunto multilinear, composto por linhas de natureza diferente. E, no dispositivo, as linhas não delimitam ou envolvem sistemas homogêneos por sua própria conta, como o objeto, o sujeito, a linguagem, etc., mas seguem direções, traçam processos que estão sempre em desequilíbrio e que ora se aproximam ora se afastam umas das outras. Qualquer linha pode ser quebrada – está sujeita a variações de direção – e pode ser bifurcada, em forma de forquilha – está submetida a derivações. (DELEUZE, 1996, p. 83-84)

comparece, não consegue ficar por muito tempo no local, sempre inquieto, com uma fala desconexa, isolado ou com atitudes inadequadas nos grupos terapêuticos, fumando compulsivamente, se masturbando a qualquer momento e em qualquer lugar na rua conversa com pessoas desconhecidas e diz obscenidades, ri e fala sozinho gesticulando muito. A equipe diz que Wilian se mostra mais regredido no início da semana, após um final de semana em que, de acordo com seu padrasto, fica o tempo todo na rua e sempre chega em casa sujo, com fome, por vezes agressivo e machucado. Existem fortes suspeitas de que Wilian tenha sofrido abuso sexual várias vezes e que faça uso de substâncias psicoativas frequentemente nas suas vivências pelas ruas da cidade. Wilian foi acompanhado em AT por dois anos, cada ano com uma estagiária diferente.

Era grande o desafio de fazer vínculo com ele, falava muito em morte e sexo, abordando qualquer pessoa com frases como: "vamos deitar pelados...vamos casar... você morreu?!... Eu já morri.... Quero trepar com você", muitas vezes o acompanhado se envolveu em confusões e brigas devido ao seu modo de abordar as pessoas, particularmente as mulheres. Vale ressaltar que ele tinha pouquíssima tolerância a todas as tentativas de controle do consumo de cigarros, principalmente em casa.

Na vinculação com a at não foi diferente. Wilian falava constantemente com ela sobre sexo querendo transar com a at, perguntando e outras vezes afirmando que ela era sua namorada e se excitando na sua presença. Inicialmente Glaucia, a at, ficava ansiosa com as possíveis atitudes invasivas de Wilian, mas, com o tempo, passou a agir com maior tranquilidade, mostrando com clareza e continência qual era o seu papel no vínculo. Wilian foi gradativamente conseguindo perceber o lugar que a at ocupava na relação e suas atitudes demonstravam isso na medida em que passou a tratá-la como amiga ou terapeuta na maior parte das vezes.

Passado um tempo, Wilian começou a evitar a at, marcava o horário de encontrá-la na sua casa, ela ia ao seu encontro e ele não estava. A at somente conseguia encontrá-lo no CAPS, até que o abordou diretamente. Ele disse que a viu com seu noivo num carro bonito no centro da cidade. Isso poderia realmente ter ocorrido, Wilian anda muito pela cidade e o namorado de Glaucia tem um carro como o descrito pelo acompanhado. Wilian estava com ciúmes, raiva, medo de ser abandonado...?!

Com essas idas e vindas, avanços e retrocessos, o vínculo foi se fortalecendo, e a at conseguia estar com Wilian acolhendo-o sem deixar que os apelos e impulsos sexuais que ele fazia se transformassem num impedimento para a relação terapêutica. Ela conseguiu gradativamente manejar com serenidade estas investidas de Wilian, sempre acolhida e encorajada pela roda de AT.

Neste processo, foi necessário que a at intervisse no CAPS e na família, pedindo ajuda a ambos para que nestes ambientes não fosse reforçada a ideia de que ela era a "namoradinha" de Wilian, pois evidencia-se que este estímulo estava sendo reforçado em todos os lugares em que o par at e Wilian circulavam.

A at se implica cada vez mais com o trabalho, e o vínculo se fortalece. A at demonstra um potente desejo de vida que é colocado a serviço do acompanhado, de sua família e da equipe de saúde mental. Estes geralmente estão paralisados e descrentes, capturados por um projeto de morte e cronificação da doença e do portador de transtornos mentais graves.

O vínculo entre Wilian e Glaucia foi decisivo para as melhoras dele. A partir dali ele se sentiu respeitado, cuidado e querido por uma pessoa que dedicava tempo e atenção a ele, acostumado a ser tratado com indiferença, hostilidade, desprezo e exclusão, era o "doidinho do bairro" e um dos mais doidos do CAPS.

Na padaria, a at atua impedindo Wilian de abrir os sacos de biscoitos ou de pegar um pão e sair sem pagar. Ela mediava o processo de pagamento da dívida do paciente tanto em casa quanto com o padeiro, intervêm solicitando ao padeiro que não seja tão complacente com Wilian, deixando-o tão à vontade no seu estabelecimento. Informa que o paciente tem família, não passa fome e que a suposta "caridade" do padeiro acaba por reforçar um comportamento que reitera a ideia de que Wilian é um louco desvairado. O padeiro rebate dizendo que gosta de Wilian e que não tinha a intenção de prejudicá-lo, mas de ser caridoso com ele, diferentemente de muitos do bairro que se aproveitam dele, agridem, roubam suas roupas, dão-lhe bebida, abusam-no sexualmente. A at percebe as boas intenções do padeiro, mas insiste na orientação dada e passa a ver que o padeiro e tantos outros podem ser aliados, percebe que são fundamentais as alianças com a comunidade na busca da reinserção social e resgate da cidadania de Wilian.

O acompanhado era muito conhecido no território, obviamente pelo seu jeito inconfundível e pelo fato de permanecer muito tempo andando pelo bairro. Uma outra cena que ocorria frequentemente era na porta do boteco, quando Wilian ia comprar cigarro. Todos os homens do bar queriam conhecer a at, que chamava a atenção pela sua beleza física, certamente muitos deles não entendiam como o "doidinho" do bairro poderia estar sendo acompanhada por aquela moça tão bonita. Por este motivo muitos deles passaram a tratar Wilian com mais consideração, outros passaram a atacá-lo mais frontalmente, e tínhamos a impressão que esta atitude poderia ser motivada pela inveja, pela necessidade de chamar a atenção da at, provocar uma reação dela. A at geralmente demarcava claramente para os homens do bar que era at de Wilian, que ele estava em tratamento e que, por fazer uso de remédios controlados, não poderia tomar bebida alcóolica, pedindo a todos e principalmente ao dono do bar que procurassem colaborar não oferecendo bebida a ele. Wilian gostava de passar com a at por ali, ele queria exibi-la para os homens do bar, mas a at se incomodava com isso e sempre que possível evitava este contato e conversava a respeito do que sentia com o acompanhado.

Com o passar do tempo a comunidade passa a conhecer a at, e sua presença não mais provocava grandes reações. As pessoas não ficavam mais chamando a atenção de Wilian, e o par at e acompanhado não ouvia mais piadinhas que falavam da moça bonita que cuidava do "Zé doidinho". Muitos começaram a chamar Wilian pelo seu nome, e ele foi deixando de ser mais um Zé ninguém do bairro. Até mesmo uma prima da at que mora no bairro disse para ela que levou um susto quando a viu na rua ao lado do Zé. Elas conversaram sobre o assunto, Glaucia explicou o que fazia, quem era o acompanhado. A prima concluiu dizendo que não mais sentia medo de Wilian e que a partir daquele momento não iria mais fugir dele e passou a ficar ao seu lado no ponto de ônibus, o que não fazia antes.

Uma das grandes conquistas deste trabalho foi a intervenção no bairro e a mudança no modo como ela passa a ver e conviver com Wilian. A dimensão comunitária e territorial do AT deve ser sempre enaltecida, pois é na rua, neste lugar de onde foi banida a loucura e o louco, que o AT faz operar uma clínica social e comunitária. É uma clínica que abre possibilidades de modos inéditos de convivência nos territórios, que mostra sua potência no exercício de uma política através de ações/acontecimentos que possam trazer novidades para todos aqueles que se dispõem a viver coletivamente.

Mas nem só de alegrias é feito o trabalho. Numa certa época, Wilian estava mais agitado e dormindo fora de casa com frequência, apareceu em casa cheio de hematomas. O boato é de que teria se engraçado com uma mulher na rua, e o marido dela deu-lhe uma surra. Naqueles dias ele faria aniversário e a at tinha dificuldade de encontrá-lo, ele não parava em casa e faltava muito ao CAPS. Quando a at encontrava-o, ele se mostrava agitado, nervoso, fumando compulsivamente, arredio com a at, andava muito rápido, e a at corria atrás dele na maior parte das vezes forçando a continuidade de sua presença[21]. Numa destas situações em que a at insiste em permanecer ao lado de Wilian. Ele a agride fisicamente e ela reage, muito nervosa, dizendo que não aceita ser agredida, e vai embora.

Depois de receber o acolhimento da roda de AT e na sua psicoterapia individual, Glaucia com toda a sua obstinação vai ao

---

[21] O AT por vezes deve intervir com o que se denomina "violência necessária", em que se coloca a questão do respeito à vontade do outro. "Em situações em que o paciente desfez seus contatos com o mundo objetivo das coisas e das pessoas, o AT intervém tendo em vista a falta de escolha que levou o paciente à cisão. Tentando, assim, estabelecer uma ponte apoiada neste novo vínculo. Quando o paciente já vem sendo acompanhado, espera-se que a relação de afeto, já estabelecida, sirva como um dos apoios para esta intervenção. É preciso mais do que respeito à vontade, respeito a uma inércia, para produzir uma transformação no modo de vida em que estes pacientes se encontram. Ao afirmar uma força em direção à vida, um desejo de vida (tanto do paciente quanto do AT), encontramo-nos frente à necessidade de invadir a vontade e a pseudo autonomia de escolha destes pacientes." (FULGÊNCIO, 1991, p. 235)

encontro de Wilian novamente. A at o encontra, demonstra estar chateada com o acompanhado, que pede desculpas simplesmente sem demonstrar muita preocupação com o ocorrido. Em seguida, passa a agir normalmente como se nada tivesse acontecido. Wilian volta a falar de morte e sexo, como no início do tratamento.

À mesma época, a dupla está na rua, e subitamente Wilian entra num terreno baldio, abaixa as calças e evacua praticamente na frente da at, que se sente desrespeitada e reclama com ele. Ele reage imediatamente, encostando-a no muro com empurrões e falando obscenidades para ela. A at agora reage com firmeza, dizendo a Wilian que não aceitará este tipo de atitudes, que merece respeito e que ele tem sua casa onde pode fazer suas necessidades sem se expor, com privacidade e limpeza.

Cenas como esta, marcadas pelo embate, pela violência e pela hostilidade, mostram a intensidade e alguns dos desafios no AT. Estes foram momentos em que a at achou que não conseguiria aguentar por muito tempo. Será que ela conseguiria suportar tantos embates? A força do vínculo seria suficiente para que a dupla pudesse passar por este momento crítico? Ela precisa de uma certa distância, de um fôlego, de um tempo para avaliar se dá conta de continuar, se vale a pena continuar. O que estava em jogo era a capacidade da at e de Wilian de encontrarem saídas para os embates que não resultassem na violência e no rompimento do vínculo.

Trabalhamos em roda com a at o seu fortalecimento e sua capacidade de reagir de outras formas, ao invés de se limitar-se à raiva e à paralisia. Ela retoma o trabalho, agora focando-o mais no acolhimento da mãe, que também sofre com a agitação e a agressividade do filho e sempre o ameaça de internação nesses momentos críticos. A at consegue sensibilizá-la a ter mais apoio do CAPS, a tensão provocada pela iminência de uma internação se dissipa, e com o passar do tempo Wilian se acalma.

A mãe de Wilian se aproxima cada vez mais da at e acredita no que ela diz, expressa sua confiança nela porque vê e acompanha o trabalho e o relacionamento da at com seu filho. Diz que irá colaborar como puder para ajudar seu filho e se abre com a at demonstrando sua necessidade de entender o que causou a doença dele. Fala que é espírita de uma linha afro-brasileira e acredita que a doença do filho tem causas espirituais, mas que, apesar disso, quer colaborar com o tratamento e juntar as forças humanas e divinas para ajudar o filho a sair dessa situação. De novo a relação da at com o acompanhado, com a família e com a equipe se refaz e o trabalho continua.

Passemos ao caso de Lucio, um jovem de 19 anos com diagnóstico de autismo. Quando ele tinha um ano, sua mãe, Marta, engravidou da filha Paula. Durante toda a gravidez a mãe percebeu que Lucio se manteve distante dela. Depois do nascimento da irmã passou a ignorar a mãe, brigava com ela, parou de brincar com outras crianças e passou a detestar bebês e mulheres grávidas.

Lucio somente foi internado uma vez quando passou uma noite no pronto-socorro da psiquiatria por ter agredido fisicamente sua mãe. Lucio emite sons sem palavras, mas que são expressivos e possibilitam a comunicação, desde que o outro se disponha a procurar entender o que ele está dizendo do seu jeito. Ele é inquieto e entra em contato com as pessoas somente quando quer pedir algo ou mostrar alguma coisa. Tem muitos comportamentos ditos estereotipados, chega ao CAPS e vai diretamente para a oficina de colagens, fica folheando revistas rapidamente, recorta principalmente imagens de carros, ônibus, caminhões, às vezes pessoas, palavras e frases. Após o término dos recortes, cola tudo na cartolina, coloca debaixo do braço e leva para casa. Termina a atividade sem contato nenhum com os outros pacientes e profissionais que estão na oficina, fica próximo à saída do CAPS e espera até a hora do pai ou a mãe buscá-lo para o almoço. Esta rotina ocorre pelo menos três vezes na semana, nos outros dias Lucas fica em casa praticamente recluso por tempo integral.

O acompanhado é aficionado por carros, ônibus e caminhões e passou a ter um impulso de invadir qualquer veículo que encontre aberto na rua, o que o colocou em situações de risco. Por este motivo passou a ser praticamente mantido preso em casa ou no CAPS. Ele pulava os muros, saia correndo e invadia os carros, às vezes chegava a tentar parar os carros na rua para entrar neles, muitos dos donos dos veículos não entendiam o que estava acontecendo e achavam que estavam sendo assaltados, agredidos, costumavam ter reações imprevisíveis como bater no paciente. Certa vez ele invadiu o carro de um policial à paisana, mas que estava armado e teve uma reação abrupta de usa-la contra o paciente. A sorte foi que logo atrás do paciente vinha o segurança do CAPS que o socorreu a tempo. Lucio chegou a ficar oito meses totalmente recluso em casa.

A mãe se apresenta queixosa e deprimida, já tentou suicídio com remédios em função de conflitos conjugais. O pai, José, se mostrava pouco presente, vivia no/para o trabalho e Marta se queixava que ele pouco se dedicava a ela e aos filhos.

O AT foi indicado, pois a psicóloga do CAPS que o acompanhava em casa não tinha mais condições de dar prosseguimento aos atendimentos domiciliares, apesar da grande necessidade de tirar o paciente da situação de reclusão e intervir na relação simbiótica da mãe com o filho, que dificultava o trabalho do CAPS.

Nos primeiros encontros Lucio ignorou quase o tempo todo a at, dando-lhe as costas, impossibilitando o contato visual e não atendendo quando era chamado para conversar. A mãe sempre chegava onde eles estavam e propunha que ele levasse a at para ver os jogos que jogava no computador. Ele jogava um *game* várias vezes seguidas, perdendo sempre e no final dava gargalhadas. Lucio ficava muito tempo na janela da frente da casa e quando ouvia carros, caminhões e ônibus, batia palmas e dava gargalhadas. Muitas das vezes em que a mãe chegava, ele abraçava-a e dava vários beijos na boca e nos olhos dela.

Aos poucos Lucio passou a olhar para a at e sorrir para ela, caminhava por outros lugares da casa, como a cozinha e o quintal, onde andava sempre de um lado para o outro. Nos primeiros meses a at teve poucas oportunidades de estar com ele no CAPS. As vezes em que esteve, Lucio solicitou sua presença durante todo o tempo, como já ocorria em casa. Sua atitude surpreendeu a at, que não esperava tanta proximidade. Todas as vezes em que ele estava envolvido com alguma atividade, procurava-a com os olhos para assegurar-se de que ela estava ali. Fazia suas colagens como sempre, andava pelo CAPS até a chegada do pai, mas agora fazendo questão de ser acompanhado pela at.

Lucio começa a se mostrar mais alegre. A mãe intensifica a tutela, certa vez aparece transtornada conta que o filho lhe agrediu na noite anterior, mostra os hematomas e diz que não aguenta mais esta situação. A at acolhe a mãe de Lucio e em seguida aponta para a necessidade de ele sair da total reclusão em casa, pois sua agitação e nervosismo aumentam na medida em que aumenta sua clausura, ele precisa se sentir livre, ter o prazer de poder sair novamente. A necessidade de apoio psicológico para a mãe se evidencia e ela reluta.

A proximidade da at com Lucio e seu conhecimento sobre a vida e o cotidiano do acompanhado levaram-na a se sentir suficientemente segura para propor à família e à equipe do CAPS que o acompanhado participe das caminhadas feitas pelos pacientes do serviço todos os dias pela manhã. No CAPS as opiniões divergem, mas por fim as caminhadas passam a acontecer. Nas primeiras vezes em que participou das caminhadas, ele sempre segurava a mão da at ou do segurança do CAPS e conseguia se conter na maior parte do tempo, mas sempre entrava em pelo menos um carro estacionado que estivesse aberto. Caminhava verificando se as trancas estavam abertas e invadia. Imediatamente a at ou alguém da equipe tentava retirá-lo e esclarecer o ocorrido ao dono do veículo. Nas caminhadas em que a at não estava presente, Lucio "dava mais trabalho" para a equipe, chegou a colocar a vida em risco duas vezes, ao atravessar uma rua movimentada para ir a um estacionamento de caminhões.

Em casa, Lucio se mostrava mais alegre, eufórico, dava gargalhadas, brincava com os bichos e mexia com suas colagens. A mãe comentava várias vezes sobre a alegria do filho ao chegar em casa depois das caminhadas. Em contrapartida, ela se mostrava mais queixosa e deprimida. Com a insistência da at e da terapeuta responsável por Lucio, a mãe começou um tratamento psicoterapêutico. Após uns dois meses de tratamento, a at percebeu que as queixas somáticas recorrentes que ela tinha foram se dissipando.

Numa das caminhadas, Lucio invade um estacionamento de caminhões e quase é agredido pelo segurança do local. Nesse dia, nem a at nem o segurança estavam no grupo. A mãe fica sabendo e quer proibir as caminhadas. A equipe se compromete a tomar providencias para que essas intercorrências não voltem a se repetir. A at e a equipe criam estratégias de contenção e continência, como ter alguém sempre de mãos dadas com Lucio. O grupo da caminhada propõe-se a ficar mais atento nos dias em que a at não estivesse presente.

O trabalho da estagiária de at estava chegando ao fim. Ela já acompanhava o novo estagiário, Leandro, que daria continuidade ao trabalho com Lucio. Nesta época, Marta viajou sozinha para a casa de sua mãe, para descansar e visitar os familiares. Lucio ficou com o pai e a irmã, fato que somente tinha acontecido uma vez durante o ano. Ele fica mais choroso com a saída da at e a entrada do Leandro e também com a ausência da mãe. O pai se mostra mais presente, a relação entre ele e o filho melhora. A mãe volta da viagem, vendo que estava tudo bem, agora confiava ao filho a tarefa de levar o lixo até a rua. Lucio passou a usar o lixo como pretexto para ir até a porta de casa ver o movimento da rua mais de perto.

O novo at sabia que o seu trabalho era ampliar as possibilidades de circulação de Lucio pelas ruas do seu bairro e pela cidade. Esta era uma nova conquista e caracterizava o trabalho que se iniciava. Entretanto, primeiramente era necessário fortalecer o vínculo com o acompanhado e sua família. O at utilizou a música clássica e constatou que Lucio se acalmava ouvindo música enquanto andava pela casa, fazia colagens, jogava videogame. Lucio passou a ouvir as músicas, segurar as mãos do at, pular e dançar junto com ele. O vínculo se fortalecia a cada dia. O at passou a levar músicas de outros ritmos e estilos, instrumentos musicais (o at tocava violino), fitas de vídeo e revistas sobre hipismo (o acompanhado fez equoterapia no passado). A mãe não ficava tão presente como no início do AT.

Paralelamente aos atendimentos feitos em casa, a dupla at e acompanhado passaram a caminhar pelo bairro. Nas caminhadas, Lucio segurava na mão do at e na outra levava a sacola com colagens.

Nestes percursos havia paradas na praça do bairro, no campo de futebol onde outros garotos jogavam "pelada". Lucio ficava muito envolvido e atento ao que acontecia.

O at trazia para nossa roda de ats seu constrangimento ao ter que caminhar nas ruas do bairro de mãos dadas com Lucio e das vezes em que as pessoas ficavam olhando o par de homens de mãos dadas caminhando pelas calçadas. Por outro lado, sabia da importância de dar as mãos para Lucio e oferecer seu corpo como continência e contenção aos impulsos incontroláveis que poderiam colocar em risco a liberdade de circular pela cidade. Mesmo vivendo essa inusitada situação, o at continuou seu trabalho, a dupla continuou suas expedições ousadas pela cidade, e nós, da roda, continuamos implicados e acompanhando, nos emocionando, acolhendo o at em sua relação com Lucio.

O AT e Lucio foram de ônibus ao centro hípico, a alegria do acompanhado era evidente. Uma cena marcante neste passeio ocorreu na chegada ao local pois os dois desceram um ponto antes do que deveriam e tiveram que caminhar. Nesta breve caminhada, passaram pelo pátio de uma grande empresa onde havia uma frota de caminhões dos mais modernos. Lucio imediatamente pegou na mão do AT para tentar se controlar diante daquele "paraíso de tentações", mas não conseguiu. Ele entrou em vários caminhões, observava fascinado as cabines, os equipamentos, nenhum funcionário veio verificar o que estava acontecendo, pois perceberam que Lucio tinha problemas mentais e foram tolerantes. O at ficou com Lucio o tempo que foi necessário para que ele matasse toda a sua curiosidade e deleite.

No bairro, eventualmente, Lucio entrava em algum carro de vizinhos. Observamos que alguns deles não se incomodavam com a "invasão" de seus carros. Na ausência da mãe, a irmã de Lucio ficava muito incomodada com as intercorrências com os vizinhos e passa a tratar o at com rispidez, dando a entender que ele estava prejudicando o acompanhado. Dias depois Lucas sai de casa para colocar o lixo na rua como de costume e entra no carro de uma vizinha. O at vai buscá-lo com calma e a irmã fica irritadíssima com os dois. O at tenta manter a calma, Marta chega em casa e sai em defesa do at e tenta acalmar a filha. Depois disso, Marta, de maneira contraditória, diz que será necessário interromper os passeios com Lucio, alegando que ultimamente ele tem ficado nervoso após as caminhadas.

No dia seguinte o at é contatado pela psicóloga do CAPS responsável pelo caso de Lucio, para dizer que Marta exigiu que os passeios fossem interrompidos. O at diz que o trabalho estava indo bem apesar das intercorrências e fala do quanto é difícil para a família de Lucio lidar com as mudanças e o seu processo de desenclausuramento. O at volta a reafirmar a importância das saídas para a continuidade do trabalho realizado, mas é em vão, a equipe do CAPS resolve ceder às pressões da família. A tentativa de manter o AT no domicílio não perdura e o trabalho é interrompido.

Esta situação de impasse nos remete ao que afirma Palombini (2004, p. 86):

> Se a instituição e as equipes não tiverem o mínimo de flexibilidade, de pensamento crítico com respeito a si mesmas, o at vai ser, sim, o estranho que chega de fora, desestabilizando a organização interna do serviço. Mas, se a equipe tiver a porosidade suficiente para deixar que o fora adentre, para permitir outras janelas em seu trabalho, para além do enquadramento clínico e administrativo que lhe concerne, outras janelas com vistas para a rua, nesse caso, o at pode vir a cumprir um papel extremamente salutar à vida institucional daquele serviço, que vai poder buscar rearranjar-se a partir do retorno que o at lhe dá do seu trabalho.

Elkaim (1989), inspirado pelo pensamento de Maturana e Varela, nos mostra como os grupos envolvidos no cuidado - referindo-se ao grupo familiar e à equipe terapêutica - podem desenvolver ressonâncias e processos autopoiéticos.

> Uma terapeuta descreveu-me um ciclo no qual um casal havia se prendido. A esposa queixava-se de ser invadida constantemente por seu marido, assim como o era por seus pais; o marido, por sua vez,

> afirmava quase não poder suportar a relação do casal. Enquanto ouvia a terapeuta expor a situação, percebi que seu modo de se expressar me levava a intervir cada vez mais para que clarificasse o que estava descrevendo. Pareceu-me que, cada vez que a interrompia, mais ela me encorajava, através de sinais não verbais - essencialmente aproximando-se de mim – para que eu prosseguisse com minhas interrupções. Ampliei então esse processo até o momento em que ela me declarou que, nesse contexto, o que contava para ela era falar, pouco importava o que dissesse. Pareceu-me então que se havia formado uma espécie de processo circular. Minhas questões impediram a terapeuta de expressar-se mais claramente, enquanto que esta, ao se expressar de modo confuso e ao se aproximar durante minhas interrupções, convidava-me para continuasse a invadi-la (ELKAIM, 1989, p. 78)

As ressonâncias e processos autopoiéticos mostram que tudo aquilo que surge no Entre de forma autônoma, invasiva, torna impossível descrever uma situação terapêutica qualquer sem aceitar que nela estejamos incluídos. Isso pode querer dizer, no caso de Lucio, que o AT é interrompido a partir de um processo autopoiético paranoico que se impõe e contagia mais uma vez o grupo familiar e a equipe do CAPS.

Mais uma vez, o AT mostra sua potência terapêutica e política e os desafios, por vezes intransponíveis, como foi o caso acima, que se enfrenta a partir da proximidade que se pode estabelecer entre o at, o acompanhado, sua família e a equipe, ao longo das incursões pela cidade e tudo que ela oferta. A conquista ou não da liberdade de circular pela cidade é algo marcante que fala tanto de uma amizade pela vida vivida em comunidade, nos encontros com a coletividade, como do risco da morte em vida por conta da tutela sufocante da paranoia.

Mas não somente na proximidade, com suas misturas e embates pode se efetivar o AT. Também na busca de distância e diferenciação, com vistas a uma autonomia possível para o acompanhado e uma sustentação do papel de at, se efetiva este trabalho. Trata-se de uma coreografia singular entre os corpos do at e do acompanhado e do seu entorno, num movimento de aproximações e misturas e separações e distanciamentos. Esses movimentos adquirem mais consistência quando se conta com uma roda de ats, como a que agenciamos para que esse ir e vir se dê com a desenvoltura que for possível.

O AT nasce da busca de uma relação na qual a pessoa não deve ser retirada de sua vida cotidiana, lutando pela garantia de seus direitos, de sua cidadania. O tratamento é feito no dia a dia e convoca a comunidade a construir novas formas de relação, novos estilos de vida nessa paisagem privatizante, onde o rompimento das barreiras do familialismo parece, por vezes, uma tarefa impossível. É neste ambiente social tão homogêneo e enrijecido que at e acompanhado tentam cortar caminho, criar fissuras e construir um rastro de singularidade, uma doce amizade que possa contagiar os corpos que encontram.

O desafio é o de se abrir para a alteridade radical, o mais distante que propicia o encontro, como foi o AT pontual de acompanhados internados numa unidade de internação de saúde mental na qual pouco se sabia da história de vida de cada um deles, mas contava-se com o desejo revolucionário de fissurar a clausura, fazendo despretensiosos passeios que embaralharam o panóptico ao alçar voos libertários e inimagináveis para Fora. Ou como foi o caso da at Glaucia, enfrentando a agressividade de Wilian. Com sua implicação e desejo de sustentar o vínculo com ele, foi capaz de ser suficientemente hospitaleira com a agressão física e com a merda do acompanhado. É também o caso de Leandro, o at que caminha de mãos dadas com o acompanhado pelas ruas da cidade e se constrange com os olhares que não veem dois homens de mãos dadas simplesmente, num ato de acompanhar e acolher um ao outro, mas que, com seus olhares paranoicos, homofóbicos, se indignam, recriminam e constrangem nosso corajoso e carinhoso at, que, apesar de carregar também o seu quinhão de homofobia, ainda assim é capaz de sustentar a proximidade da maternagem e hospitalidade incondicionais.

5

TÃO PERTO. TÃO LONGE.

O que há de definitivamente distante nas relações entre as pessoas, entre os amigos, entre o at e o acompanhado, que possibilita a abertura para a alteridade e para a construção de novos modos de viver e de se relacionar na comunidade?

Seguindo a reflexão sobre a distância para pensar a amizade e sua potência disruptiva, ver o amigo como aquele que me convoca/incita a viver a alteridade na relação que se estabelece e fazer uso desta ideia para pensar um novo lugar para a distância no AT, recorro a mais uma cena. Agora não de um caso de AT, mas de uma experiência vivida na calada da noite.

Todas as noites, ao voltar para casa, passo por uma rua muito arborizada, com casas bonitas e jardins amplos, sem muros e grades. Nesse trajeto rotineiro, conheci um guarda noite desta rua e, todas as vezes em que passo por ali, ele acena ou apita, e eu retribuo. Nosso encontro se dá desta forma, poucas foram as vezes em que passei e que ele não tenha me visto. O mesmo não ocorreu comigo, algumas vezes estou tão mergulhado em minhas ideias, problemas e cansaço, somente dirigindo, longe dali, e de repente sou surpreendido com o apito ou a expressão de um corpo que acena, que me chama ao momento presente se mostrando e por vezes me dando a sensação de um convite ao encontro ao exterior e ao desconhecido.

Digo isso porque nunca parei para conversar com aquele que guarda a noite daquela rua que não é a rua onde moro, esse desconhecido que consegue me arrancar de mim mesmo e me faz experimentar o encontro sem familiaridade, numa distância que garante a abertura ao outro ao invés desse ensimesmamento e dessa rotina da vida.

Quando sou "assaltado" por este guarda, acordo para algo que me faz bem, que me tira desse poço de idiossincrasias e me lança na alegria do encontro com aquele que conheço, mas ao mesmo tempo não sei quem é. Já tive ímpetos de parar o carro e me apresentar, dizer meu nome e saber o seu, dizer que não moro naquela rua, mas não o fiz.

Num certo dia de natal pensei em dar-lhe um vinho, mas o receio de que o desconhecimento e a distância pudessem desaparecer e, com eles, a potência desse encontro sem nomes e sem histórias me fez recuar. Me pergunto se isso faria alguma diferença para ele e acho que não, devo ser somente uma pessoa que passou a retribuir um aceno apaziguando um pouco da solidão vivida na noite, no trabalho de guardar a todos daquela rua. Eu e minhas elucubrações novamente, são minhas companheiras, mas às vezes excessivamente presentes, e é por isso que encontros como esse com o guarda noite desconhecido pode ter efeitos alegres no viver e no pensar.

A relação à distância que estabeleci com o estrangeiro que guarda a noite não teve regras ou rituais, a não ser uma certa hora, quase todos os dias que nos encontrávamos e acontecia um cumprimento. Eu tinha um receio em abordá-lo diretamente, uma espécie de medo da assimilação que leva à familiaridade, a aproximação que ameaça a sustentação da alteridade e da exterioridade do encontro.

Pensando a clínica na distância, o AT e a distância, num encontro à distância, trata-se da sustentação de uma relação com o Fora conquistando a dispersão e indefinição de papéis, numa experiência do que é sem harmonia, sem acordo, que se define pelo embate incessante e afirmativo da crueldade da vida. Assim pensamos abordar a amizade na relação terapêutica, no AT.

Não aquela amizade de todos nós, harmoniosa e pacífica, pautada por almas siamesas que se encontram por afinidades e semelhanças. Se temos afinidades, eu e o acompanhado, elas se dão pelo fato de nos encontrarmos num campo de batalhas e, como diz Zaratustra, querer amigo é querer guerrear, é preciso poder ser inimigo pois no amigo deve-se honrar o inimigo (NIETZSCHE, 1986, p.

72). Trata-se de uma guerra sob o signo do desejo de permanência do vínculo, uma paradoxal situação de paz sob o espírito do guerreiro.

A amizade em sua instabilidade é auto superação, encontro com inomináveis. Ela não é preservação contra os inimigos e os estrangeiros e, sim, convite hospitaleiro ao estrangeiro que incita crise e diferenciação.

Amigo e inimigo são partes constitutivas que exigem, não a nudez frente ao outro, a pura sinceridade, mas as melhores vestimentas para diante dele se apresentar. A amizade não é despojamento total, uma suposta virtude celestial ou romântica, nem tampouco um jogo de interesses encobertos pelos impecáveis trajes das aparências sociais. Zaratustra diz que, para o amigo, deves ser uma flecha e um anseio no rumo do super-homem. Do amigo não se deve querer saber tudo, como se fosse algo devassável, transparente ou confessional. A amizade é alheia à confissão e ao contrato, mas não prescinde da cumplicidade que se faz por meio de pactos e confrontos que trazem a inimizade e a dúvida em seu bojo (NIETZSCHE, 1986, p. 72-73).

A amizade se perpetua neste campo movediço e arriscado, isenta de pressupostos virtuosos ou interesses circunstanciais. A amizade é heraclitiana, flui, não restaura o que passou, mas reafirma suas propriedades no devir, um devir-amizade. A amizade é auto superação na medida em que o outro me desafia à diferenciação, mas ela é mais do que isso, na medida em que dá oportunidade para que se saia da solidão do diálogo do indivíduo com sua sombra, que por vezes se torna insuportável. Este terceiro que me fala produz uma trégua no intenso diálogo que tenho com minha sombra, com meus fantasmas e memórias, possibilitando assim a própria continuidade desta solidão perpétua. O guarda noite foi esse terceiro que me arrancou desse diálogo, por vezes enfadonho, com minha sombra.

Zaratustra precisa sair da solidão porque não suporta mais o excesso de si "como a abelha do mel que juntou em excesso". Percebo nos textos "Do amigo" e "Do amor ao próximo", de Nietzsche, ressonâncias marcantes com o AT tal como o concebo desde que tenho me sustentado em conceitos e ferramentas que geram problematização e diferenciação a cada ato.

Vejo a necessidade de despojamento do at e do acompanhado para que a relação adquira intensidade e cumplicidade, mas esse despojamento não pode se tornar estritamente confessional, de desnudamento, que corre o risco de se tornar uma relação de poder despótica onde um confessa e outro julga, interpreta e assinala. Nesta relação, o que há de mais terapêutico é o embate que germina as diferenciações a serem tornadas atos de vida daquele que tenta ajudar e daquele que busca ajuda.

O que define a terapêutica e a faz perdurar vai depender do que acontecer no fluir deste encontro. Estamos sempre no fio da navalha, não podemos relaxar demais nem tensionar demais, mas manter a prudência e a dosagem necessárias para sustentarmo-nos na fronteira, na linha do Fora, no limite que separa o informe das formas dadas pontualmente neste incessante processo de subjetivação individual e coletivo.

Não se quer a perpetuação do vínculo entre at e acompanhado, apesar dos aspectos transferenciais e repetitivos, das tentativas de eternizar uma relação de dependência. Tampouco se almeja a tão sonhada harmonia eterna e cessação da dor. Trata-se sempre de um campo de batalhas onde ambos estão mergulhados na incerteza criadora e procurando sustentar uma relação com o Fora e com a calmaria de um território de vida conquistado.

Se pudermos vislumbrar o AT como campo singular de crises, aglomeração de diferenças e de encontros potentes entre amigos, no sentido revolucionário que aqui quero dar à amizade, talvez possa afirmar que quaisquer espaços sociais, mesmo aqueles herdeiros de um fluxo privatizante e homogeneizante da subjetividade contemporânea, podem ser revolucionados por forças esquizo.

Não me basta a perspectiva supostamente incontestável porque óbvia de uma distância "ótima" como condição de manejo da relação terapêutica, para que não corramos o risco do *acting out* com o acompanhado. Às vezes, a dificuldade de aguentar o mal-estar provocado pelas rupturas da vida pode levar o acompanhado a "colar-se" no at como se ele pudesse salvá-lo, aplacar o seu desassossego participando de um drama que implora pelo retorno à ordem perdida.

A distância pode ser fundamental para que o at se faça presente e possa estar ao lado do acompanhado no enfrentamento da dimensão trágica da vida e, ao mesmo tempo, ajudá-lo a sustentar-se diante dos riscos provocados pela exposição às forças implacáveis do Fora e às quedas que daí possam advir. Há um abismo que os separa e por isso possibilita o encontro, que um possa cuidar do outro e vice-versa até quando for possível, diante do embate das diferenças e da possibilidade de construção de novas formas de encontrar o outro e de fazer um AT sempre outro.

Blanchot, pensador do Fora e do Neutro, da relação que acontece sob o signo da abertura para um desconhecido, da alteridade desconcertante, dirá que a relação neutra é o desmanchamento de um sujeito sob a avalanche silenciosa de um estranho, que não é um ser, nem uma ausência, mas a própria dimensão do desconhecido, ou do desconhecimento.

Mais uma vez, uma bela cena de AT me vem à memória: trata-se do AT de Alberto, relatado por Porto (2015). O acompanhado se mostrava imóvel, como se não deixasse nada acontecer. Na medida que o AT acontece, o at inevitavelmente vai sendo contagiado pelo cansaço e desânimo. Alberto sempre estava sentado no mesmo sofá, da mesma sala, numa mesma posição corporal durante todo o tempo. Os olhares eram raros, e não adiantava que o at se esforçasse em ser visto por Alberto se posicionando em ângulos diferentes. Das poucas vezes que o cenário mudava, Alberto permanecia diante do computador jogando um jogo qualquer e impassível em relação ao at. Porto nos fala que talvez essa autossuficiência enlouquecida fosse a forma que ele encontrou para lidar com uma vida cheia de abandonos. E essa quase catatonia é rompida por um acontecimento.

> [...] neste estado de paralisia, Alberto, em algum momento do encontro com o acompanhante terapêutico, começou a babar [...] aquela baba, escor-

> rendo diante do acompanhante terapêutico, provocou espanto e, em seguida, causou bastante nojo [...] fluindo sem parar, sem qualquer reação de Alberto [...]. Essa boca que babava, aberta na presença do acompanhante terapêutico, era o signo do informe.... Então, foi nesse instante que o acompanhante terapêutico fez o gesto interpretante: segurando um lenço de papel, começou a enxugar a baba de Alberto, iniciando para Alberto o contorno deste buraco de onde ele vertia [...] o acompanhante terapêutico lhe fornecia as primeiras marcas de alguma borda, de alguma delimitação, o esboço de uma finitude. (PORTO, 2015, p. 163-165)

A relação entre at e acompanhado e o desconhecido, a alteridade desconcertante que coloca o at diante do desobramento, do desfazimento quase catatônico de Alberto, afeta o at e seu corpo, paralisa-o, o faz quase desmanchar-se como Alberto. Mas, ao mesmo tempo, o desejo de continuar o AT, o desejo de vida em meio à impotência para viver, vivida pelo at, pelo grupo de supervisão, pelo próprio Alberto, esse desejo de vida se concretiza em algum momento no gesto de segurar um papel e começar a enxugar a baba de Alberto. Essa cena se repetiu algumas vezes até que, com um lenço, o próprio Alberto começou a cuidar da própria baba.

A cena acima descrita tem algo que se avizinha com esta relação intensa com o distante e o desconhecido que Blanchot (1971) nos apresenta, particularmente quando discursa sobre a morte do amigo Georges Bataille. Neste discurso de epitáfio, Blanchot destoa dos costumeiros discursos nessas ocasiões, pois apresenta o paradoxal acontecimento produzido pela morte do amigo que, ao morrer, não torna a distância intransponível, mas desfaz qualquer possibilidade de distância que produzia encontros alegres com a alteridade que advinha dessa amizade.

Ao se referir à importância da discrição de um amigo em relação ao outro, que não se reduz à simples recusa de se dar valor às confidências entre amigos, mas que se refere à afirmação do intervalo, da distância que vai de um ao outro, e que mede tudo o que existe entre eles, Blanchot (1971, p. 328-329) diz:

> É verdade que essa discrição se torna, em um certo momento, a fissura da morte. Eu poderia imaginar em um certo sentido, nada mudou: nesse 'segredo' capaz de ter lugar entre nós, sem se interromper, na continuidade do discurso, já existia, ao tempo em que estávamos na presença um do outro, esta presença iminente, ainda que tácita, da discrição final, e é a partir dela que se afirmava calmamente a precaução das palavras amigáveis. Palavras de uma margem a outra margem, palavra respondendo a alguém que fala do outro lado e onde pretenderia se completar, já em nossas vidas, a desmesura do movimento de morrer. E, entretanto, quando vem esse evento, ele traz essa mudança: não o aprofundamento da separação, o alargamento da cesura, mas seu nivelamento, e a dissipação desse vazio entre nós onde outrora se desenvolvia a franqueza de uma relação sem embaraços. De sorte que, no presente, o que nos foi próximo, não somente cessou de se aproximar, mas perdeu até a verdade da extrema distância. Assim a morte possui essa falsa virtude de parecer tornar íntimos aqueles que enfrentaram graves diferenças. É que com ela desaparece tudo que separa.

Em Blanchot, diferentemente de outros discursos de epitáfio sobre a morte do amigo, não há uma redução do outro ao mesmo. O amigo não é engolfado pela incorporação narcísica. O que ocorre é uma constatação triste de que a distância e a alteridade que os aproximava acaba por desaparecer. Para Blanchot o mais próximo amigo é o mais distante e a morte abole toda a distância que alegra esta relação.

> Os mais próximos não dizem senão o que lhes foi próximo, mas não dizem o longínquo que se afirmou nessa proximidade, e o longínquo cessa assim que cessa a presença. É em vão que pretendemos manter, por nossas palavras, por nossos escritos, o que se ausenta. (BLANCHOT, 1971, p. 327)

Noutra passagem ele nos brinda com uma bela descrição de amizade.

> Devemos renunciar a conhecer aqueles a quem nos liga alguma coisa de essencial, quer dizer, devemos acolhê-los na relação com o desconhecido onde eles nos acolhem, a nós também, em nosso distanciamento. A amizade, essa relação sem dependência, sem contingências e onde, entretanto entra toda a simplicidade da vida, passa pelo reconhecimento da estranheza comum que não nos permite falar de nossos amigos, mas somente falar a eles; não fazer deles um tema de conversa (ou de artigos), mas o movimento do entendimento onde, falando a nós, eles reservam, mesmo na maior familiaridade, a distância infinita, esta separação fundamental a partir da qual o que separa torna-se relação. (BLANCHOT, 1971, p. 328)

Acredito que a amizade pensada e vivida no AT a partir da distância, como nos apresenta Blanchot ou Nietsche ou Derrida, ou na proximidade, como nos mostra Ferenczi e sua análise mútua, pode levar a uma maior liberdade e potência terapêutica, na medida em que abre outras possibilidades de conexão e arranjos que ampliam e intensificam a experimentação na clínica.

Saidon, segundo Baremblitt[22], dizia que a amizade posta na relação terapêutica ameaça muito mais os terapeutas que os pacientes, estes últimos lidam bem com a ideia de serem amigos de seus terapeutas. No caso dos terapeutas, paira o receio de uma indiferenciação de papéis, de armadilhas e resistências a serem desfeitas, a questão que se impõe é: sou amigo ou sou terapeuta? Tal postura passa a impressão de que não podem se misturar, numa espécie de purismo familiar onde os sangues não podem se contaminar.

Saidon teria perguntado de forma provocadora, se todo terapeuta faz terapia com alguém com maior experiência, formando assim uma cadeia de terapeutas terapeutizados por outros supostamente "mais" experientes, então, quem será o terapeuta daquele que ocupa a ponta última dessa cadeia? E ele responde apontando somente uma

---

[22] Fala de Baremblitt em supervisão que fiz com ele em 1991, onde discutíamos o tema da amizade, da mutualidade e suas relações com a psicoterapia.

saída: os terapeutas amigavelmente se analisam mutuamente. Para Saidon, a grupalidade, a autoanálise e a autogestão são fundamentais.

Me parece então que podemos sustentar a ideia de que, quando o trabalho solidariamente desempenhado por at e acompanhado devém produtivo, o mesmo se evidencia para ambos com uma série de efeitos cooperativos entre os quais se dá a invenção de uma singular amizade.

Penso eu que, se a "cura" é a amizade, jamais se esquece dos amigos, apenas lembra-se deles justamente pela originalidade fecunda do que essa amizade produziu. Isso não significa que me contraponha ao que, se não me engano, Lacan teria dito, que os terapeutas devem ser esquecidos por seus pacientes e que este é um indicio importante do fim da análise.

Posso ainda inferir que a ideia de cura ligada à amizade em Freud e de erotismo entendido como resistência, podem ser entendidas, em parte, como mais um reflexo das concepções filosóficas de amizade a partir da exclusão de *Eros* da mesma, do fortalecimento da *philia* e de uma idealização da amizade perfeita, sempre traduzidas pela lógica familialista que transforma o amigo em irmão.

Não somente *Eros*, mas também a hostilidade foi sendo excluída da ideia de amizade pela cristianização e familialismo atuantes desde aquela época. Nas *heterias* gregas, a hostilidade era a ferocidade produtiva ou o embate com o amigo como honrado inimigo que nos força a ser outro a cada encontro, como afirma Zaratustra (NIETZSCHE, 1986).

Constato, nestes recortes genealógicos da amizade, que o que vai ocorrendo é uma mudança histórica da concepção de amizade capturada pela *philia*, asexualizada, transcendentalizada na perfeição, na virtude e na verdade da interpretação que, com o cristianismo, foi sendo deslocada para o amor a Deus, e o amigo tornou-se irmão. Hoje a amizade aparece capturada pela lógica hegemônica do familialismo e represada no universo privado de vidas íntimas, longe da riqueza de possibilidades de encontros inéditos que a vida em comunidade pode oferecer.

A amizade que combina solidariedade, desejo, respeito, confiança, mas também embate e desassossego, na qual o empenho pela intensificação criativa da vida do amigo chega a extremos, porque a vida própria já não é concebível sem a presença do outro, essa amizade tem se tornado rara nos nossos dias, marcados pelo individualismo e pela sobrecodificação de tudo ao equivalente geral dinheiro no capitalismo mundial integrado e onde a qualidade das relações se dá pela "tirania da intimidade". (SENNET, 1988)

Sennett (1988) constata que a sociedade contemporânea se caracteriza por uma vida pessoal desequilibrada e uma vida social esvaziada, em que a intimidade, a proximidade, se constitui como valor e que psicologiza todas as estratégias políticas de convivência social que se insinuam, medindo, a partir dos crivos hegemônicos da intimidade e do familialismo, a suposta autenticidade de cada um desses singulares encontros que se insinuam e transgridem a norma.

Esta ideologia da intimidade afirma que os problemas estão todos relacionados à prevalência do anonimato e da falta de comunicação. Tal ideologia apregoa que a comunicação é essencial e deve ser sempre sincera. Devemos conseguir ascender à fala para que possamos demonstrar maturidade, pois somente as crianças e os animais falam exclusivamente com o corpo, esta primitiva linguagem não-verbal. O silêncio é associado ao poder repressivo, aos segredos, à covardia.

Ortega (2000) nos apresenta a proposta de uma nova política e uma nova ética da amizade, afirmando que é preciso buscar ilhas de silêncio no oceano comunicativo, possibilidades de cultivar o silêncio como uma forma de sociabilidade, o refúgio de um simples não ter nada a dizer. Ortega cita Deleuze, quando este fala dos casais que transbordam e que faço questão de também citar aqui:

> O problema não é mais fazer com que as pessoas se exprimam, mas arranjar-lhes vacúolos de solidão e de silêncio a partir dos quais elas teriam, enfim, algo a dizer. As forças repressivas não impedem as pessoas de se exprimir, ao contrário, elas as forçam a se exprimir. Suavidade de não ter nada a dizer,

> direito de não ter nada a dizer, pois é a condição
> para que se forme algo raro ou rarefeito, que mereça
> um pouco ser dito. (DELEUZE, 1992, p. 161-162)

Barthes (1978, *apud* PELBART, 1989) diz que existem dois tipos de silêncio, que o latim designou como *sileo* e *taceo*. *Tacere* é o silêncio verbal, de alguém que não fala. *Silere* se refere a uma tranquilidade, uma ausência de movimento e de barulho. Era usada para a Lua, os botões de flores, e significava que essas coisas se calavam numa "virgindade intemporal". O *silere* é um estado original do mundo e da natureza, anterior a qualquer paradigma.

O direito ao silêncio reivindicado por Barthes se associa ao neutro de Blanchot (*apud* PELBART, 1989), numa espécie de desejo de neutro, desejo de silêncio como suspensão das ordens, das leis, das combinações, das arrogâncias dos pedidos, do querer agarrar, interpretar, terapeutizar o outro.

Neste estranho direito ao silêncio, a esta estranha solidão, encontramos formas de resistência que apelam por uma outra modalidade de relação não entendida pela sociedade. Um projeto vazio que somente se realiza ao acontecer. Uma solitária autopoiese como a de Bartleby (PELBART, 2000), que, na potência de seu vazio, de seu "fracasso", anuncia o desejo coletivo de uma nova suavidade nas relações com o trabalho, com o corpo e com o tempo.

São seres solitários, que se recusam a entrar na roda homogeneizante do capital e da paranoia e que seguem se esquivando dos curadores, dos poderes constituídos e dos queixosos que querem o alento da salvação. No silêncio e discrição, esses solitários portam as vozes da comunidade, do desejo das multidões, do povo que está porvir.

Nesse mundo de acúmulos, encadeamentos, estruturas e utilidades, reivindica-se um estado de dissipação, uma perda do "eu" e da vivência do encontro na distância, na amizade com o Fora, conquistando esta dispersão dos papéis, num embate ético a favor da vida enquanto diferenciação permanente e que muitas vezes se dá por inoperância, destrutividade, desobramento.

Ortega (1999) afirma que o apego exacerbado à interioridade não permite o cultivo de uma distância necessária para a amizade, já que o espaço da amizade é o espaço entre os indivíduos, do mundo compartilhado – espaço da liberdade e do risco, das ruas e das praças e não dos condomínios e dos *shoppings*. Propõe um deslocamento da ideologia familialista e a reabilitação do espaço público, permitindo uma estilística da amizade como experimento social e cultural intensivo onde, nessa rede, podemos reinventar o político. O autor segue dizendo que o preço que pagamos pela psicologização da vida social e pela tirania da intimidade é muito alto, que nossa condição de *homo ludens* que precisa da distância para se realizar foi sendo sacrificada.

Em sociedades com intensa vida comunitária, o teatro e a rua mostram que atuar, jogar e agir exigem convenções, artifícios da teatralidade. São sociedades que valorizam a distância, a impessoalidade, a aparência, a máscara, o jogo, a imaginação, ao invés da autenticidade, da intimidade, da sinceridade, da transparência, da personalidade e efusão do sentimento. A teatralidade e a intimidade se opõem.

Ortega afirma que a sociedade íntima rouba a espontaneidade, o agir inaugural, a vontade de ultrapassar limites e processos automáticos, o desejo de inaugurar e experimentar. Acredita na necessidade de cultivo de um "*ethos* da distância", da introdução de uma distância em nossas relações sociais, o que não significa renunciar a nos relacionarmos, a nos comunicarmos, mas,

> [...] a levar a sério a incomensurabilidade existente entre o eu e o outro, o que impede sua incorporação narcísica. Em outras palavras, não utilizarmos o amigo para fortalecer nossa identidade, nossas crenças, isto é, 'o que somos', mas a possibilidade de concebermos a amizade como um processo, no qual os indivíduos implicados trabalham na sua transformação, na sua invenção. Diante de uma sociedade que nos instiga a saber quem somos, a descobrir a verdade sobre nós mesmos, e que nos impõe uma determinada subjetividade, esse cultivo da distância

> na amizade levaria a substituir a descoberta de si pela invenção de si, pela criação de infinitas formas de existência [...] Somente deste modo poderemos criar uma amizade sem intimidade, não voltada para a interioridade, a egologia, a antropofagia, a apropriação narcisista do outro, mas voltada para fora, para o mundo, pois na interioridade(e aqui vale a pena lembrar as palavras de Hannah Arendt), "o máximo que se pode fazer é refletir, mas não agir ou transformar alguma coisa". A liberdade surge no espaço "entre" os indivíduos, como nossa autora ressalta reiteradamente, e esse "entre", "espaço intermediário" é o mundo. (ORTEGA, 2000, p. 113-115)

A psicologização da realidade nos coloca diante de um grande dilema e da necessidade de nos contorcermos para agir em favor desta ética da amizade e construir a cada instante uma clínica nômade e política no sentido mais forte que estas palavras possam ter. Por isso acredito na construção de dispositivos terapêuticos como o AT, que atuem privilegiando antes de mais nada o acolhimento à alteridade em nós e a atuação em territórios de vida mais povoados pelo estrangeiro, pelo não familiar e que abram portas e janelas para a cidade, para o coletivo que nos habita e constitui.

Foucault (1994) pensa a amizade como possibilidade de utilizar o espaço aberto pela perda de vínculos sociais, como campo de experimentação de uma multiplicidade de formas de vida possíveis. Daí o seu interesse e atenção na cultura homossexual, vanguardas artísticas, etc. Ele reabilita a ascese como atividade de auto elaboração que deve desempenhar uma função importante pois, mediante as práticas de si, pode-se alcançar uma produção de si que permita inventar modos de vida até agora inexistente. Assim se oferece a oportunidade histórica de reabrir as virtualidades relacionais e afetivas, o que não acontece como consequência das qualidades intrínsecas, por exemplo, dos homossexuais, mas porque a sexualidade se encontra numa posição transversal, permitindo a inscrição de diagonais no tecido social, que incitam o aparecimento dessas virtualidades. (ORTEGA, 1999)

A prática ascética, tal como concebida por Foucault, me faz pensar na formação do at, na medida em que é na *práxis* do acompanhar que ele vai se tornando at. E um grande intercessor deste livro, o "mentaleiro" Antonio Lancetti, vai nos falar da plasticidade psíquica que o at precisa desenvolver e que tem como ingredientes o erotismo, o bom humor e o desejo de inventividade permanente, para lidar com a angústia diante das repetição mortíferas ou das manipulações, roubos, traições e sofrimento intenso vivido pelas pessoas que acompanhamos. E ele então nos apresenta o "o efeito Geneide".

> Uma acompanhante terapêutica disse numa supervisão que quando chegava em casa continuava sentindo os pacientes no corpo dela. O grupo partilhou com ela a implicação de cada um. Mas as pessoas também consideraram que também se curavam com os pacientes. "Eu me tornei uma pessoa muito melhor do que eu era, aqui aprendi a mudar e entrar e sair de situações difíceis" disse Geneide Barros, psicóloga que lidera a manutenção de um tônus vital. Cada vez que aparece uma situação tanática ela faz um comentário erótico ou humorístico. (LANCETTI, 2015, p. 61)

Desejo que a experiência do AT se constitua como prática e cuidado de si para os ats que acompanho ao longo dessas mais de três décadas. Por isso continuo com Lancetti, ao entender que o at precisa desenvolver o que ele chama de atletismo afetivo, inspirado no conceito forjado por Artaud (2006 *apud* LANCETTI, 2015). Para suportar paixões violentas ou mergulhar na biografia de pessoas silenciadas pelo aprisionamento no cárcere, na droga ou na angustia, os ats precisam desenvolver o atletismo afetivo. O dramaturgo Artaud entende que o ator deve desenvolver uma musculatura afetiva. Diz Artaud (2006, p. 151):

> [...] para alcançar as paixões dos personagens através de suas forças, em vez de considerá-las puras abstrações, o que confere ao ator um domínio que o iguala a um verdadeiro curandeiro.

E Lancetti (2015, p. 63-64) acrescenta:

> O atletismo afetivo nos remete ao corpo do terapeuta. Ele, em primeiro lugar, busca curiosamente o corpo de seu interlocutor, se aproxima, escuta, olha, toca... e uma vez iniciada essa relação se dispõe às mais diferentes reações: de desconfiança, de amor, de ódio, de uso, de dependência e de autonomia... não dá sermões, olha o corpo, escuta suas expressões, se interessa pela biografia [...] aprende a ser mais esperto que os que têm cultura de bocada [...] busca alcançá-lo onde ele menos espera [...] se coloca nas linhas de mudança, mesmo as mais aparentemente insignificantes, as raras, inesperadas. É o corpo do usuário que o terapeuta busca encontrar e esses encontros vão formando uma musculatura afetiva e uma velocidade [...] opera tecnologias leves.

E de novo volto ao documentário *Pedras, plantas e outros caminhos*, numa cena que, todas as vezes que vejo, brota em mim um sorriso e uma alegria inexplicáveis. Diante da câmera, Nei e Thais estão num dos bancos da praça, e Nei começa a cantar músicas sertanejas. Thais se delicia com o jardineiro, que nessa hora, se transforma num "rouxinol". Ela pede que ele cante "Menina Veneno" do cantor e compositor Ritchie, ele se empolga, e ela ainda mais. Noutra passagem, a at diz que mudou muito ao acompanhar Nei e que, todas as vezes que escuta algumas músicas sertanejas - que não fazem o seu estilo -, é tomada por uma alegria e um prazer que evidentemente têm a ver com a bela história que viveu no AT com Nei. Por fim, a última cena do documentário que quero destacar é aquela da fala de Marina, outra at que acompanhava Nei:

> O Nei é um cara que está ao redor de muitas pessoas. Ele está numa praça que tem gente o tempo inteiro, ele conhece todos os vizinhos, todo mundo diz gostar dele, trata ele bem [...], mas no fundo, no fundo, eu o percebo como uma pessoa muito sozinha. Eu lembro que muitas vezes que eu passo por lá e vejo ele, ou quando chegava para o acompanhamento [...] são relações muito distantes, corporalmente

falando e de afeto. Então são pessoas que passam, porque a praça é sempre um lugar de passagem. Então todo mundo passa pelo Nei, vizinho passa, até algum parente passa, conversa, troca alguma ideia, e é isso. E o at não, o at permanece ao lado do Nei, e próximo dele e está do lado dele, sentado do lado dele, e passa a mão na cabeça dele e ele deita no nosso colo e eu acho que isso por si só é um movimento revolucionário. (COLETIVO DE ATS; SIVIERI; NOGUEIRA, 2013, 41'02")

Tão perto. Tão longe. Para acompanhar é preciso lidar com distâncias. Mais uma vez, meus prezados intercessores, Deleuze e Guattari afirmam que:

> O território é primeiramente a distância crítica entre dois seres [...] O que é meu é primeiramente minha distância, não possuo senão distâncias. (DELEUZE; GUATTARI, 1997, p. 392)

Se o que é meu é primeiramente a distância, então, para que o cuidado se efetive, é preciso, por vezes, proximidade, até uma proximidade abissal, enlouquecedora, mas capaz de acessar os inacessíveis, alcançar os inalcançáveis. Em alguns casos de AT, somente assim é possível fazer vínculo e desfazer resistências. A relação pática é inevitável, o corpo a corpo que possibilita implicação e vínculo, confiança e respeito. Mas, para poder cuidar, é preciso um segundo lance de dados, é preciso separar-se. É preciso, por vezes, separar-se para não sucumbir, para que nesse processo que vai do tão perto ao tão longe, seja possível forjar territórios, o ir e vir pulsátil da indiferenciação à diferenciação que promova novos modos de ver, falar, sentir, territórios minimamente vivíveis, ali onde os de que se dispõe não nos servem mais.

Não é fácil estar tão perto... tão longe... de nossos acompanhados, alcançar, acolher, suportar estar com eles e suas vivências transbordantes e seus corpos voluptuosos; ou, ao contrário, suas existências desérticas, com seus corpos esvaziados, colapsados. Daí a importância de uma musculatura afetiva para ser um artesão do cuidado, da delicada "arte de caçar nóias e enxugar gelo" (LANCETTI, 2010).

Mas os territórios não são feitos apenas de distâncias, tem-se também os ritmos, os tempos, os movimentos. E chegamos ao ritornelo de Deleuze e Guattari (1997, p. 116).

> Uma criança no escuro, tomada de medo, tranquiliza-se cantalorando. Ela anda, ela para, ao sabor de sua canção. Perdida, ela se abriga como pode, ou se orienta bem ou mal com sua cançãozinha. Este é como um esboço de um centro estável e calmo, estabilizador e calmante, no seio do caos [...] a canção salta do caos, ela arrisca também deslocar-se a cada instante.

O ritornelo como um "esboço de um centro estável e calmo no seio do caos". Este é apenas um dos tempos do ritornelo, esse movimento agenciador de territórios.

> Agora, ao contrário, estamos em casa. Mas o em-casa não preexiste. Foi preciso traçar um círculo em torno do centro frágil e incerto, organizar um espaço limitado [...] agora são componentes para a organização de um espaço, e não mais para a determinação momentânea de um centro...as forças do caos são mantidas no exterior tanto quanto possível [...] Há toda uma atividade de seleção aí, de eliminação, de extração, para que as forças intimas da terra não sejam submersas, para que elas possam resistir, ou até tomar algo emprestado do caos através do filtro ou do crivo do espaço traçado [...] entreabrimos o círculo, nós o abrimos, deixamos alguém entrar, chamamos alguém, ou então nós mesmos vamos para fora, nos lançamos [...]. Como se o próprio círculo tendesse a abrir-se para um futuro, em função das forças que ele abriga [...] arriscamos uma improvisação [..]. Não são três momentos sucessivos numa evolução. São três aspectos numa só e mesma coisa, o Ritornelo. (DELEUZE; GUATTARI, 1997, (p. 116-117)

João, 30 e poucos anos, é um adulto jovem pobre, que, como tantos outros, viveu uma infância difícil e livre, sem a presença de sua mãe, que, para sustentar a família, tinha que "abandoná-lo e passar o dia cuidando dos filhos da patroa que, como muitas patroas, a explora desde sempre. A irmã de João se casou assim que pôde para tentar uma vida melhor e sumiu. João e o irmão foram criados na rua e nela aprenderam a se virar em meio a drogas e roubos. Quase no "fundo do poço", como a família costuma dizer, João decide mudar de vida, junta dinheiro e vai tentar o "sonho americano" na Europa. Depois de um tempo, seu avô postiço o manda de volta para o Brasil "doente dos nervos".

João chega colapsado, catatônico. Desde então evita sair de casa, passa o tempo todo lendo a bíblia, diz que escuta Deus que o manda fazer coisas, já foi internado várias vezes, também esteve até pouco tempo na porta giratória. Deus dizia que ele tinha que salvar as mulheres com seu pênis, e assim segue a sua "carreira de doente mental". Ele passa a ser intolerante com qualquer vício de quem quer que fosse. Foi expulso do templo que frequentava por ficar pelado diante de todos, numa atitude de purificação ditada pela voz de Deus. Em casa, queria purificar a mãe, que passou a ter medo de ficar só com ele. Passa a ser enclausurado e se enclausurar dentro de casa pela mãe, quando não estava internado. Os ats tentam se aproximar de João em busca de um mínimo de liberdade de ir e vir. Com maior circulação e convivência no território, João reencontrou uma antiga namorada e reataram o namoro. Ela tinha um filho autista, e João tinha dificuldades de conviver com ele, mas Claudia, a namorada, parecia mediar bem essa relação entre eles. Aí veio a pandemia e os ats tiveram que se afastar de João.

Quando retomamos o estágio de AT, após a pandemia, lá estava João novamente na porta giratória. Agora suas crises são marcadas por agitação, insônia, recusa à alimentação e investidas sexuais em relação à mãe. A relação com Claudia acabou durante a pandemia, e João voltou a enclausurar-se em casa. O pai agora se faz presente e tem tentado dividir com a mãe a responsabilidade de cuidar do filho.

João é um rapaz de poucas palavras. Cm delicadeza e sensibilidade, as ats vêm se aproximando dele cada vez mais. Nas suas crises, ele fica inquieto, ansioso, lê compulsivamente a bíblia, diz estar passando mal, revira os olhos ou os fixa num ponto qualquer, parece ausente, agita, nas saídas com as ats pede para voltar para casa, entra no quarto e por lá fica um tempo e depois sai como se nada tivesse ocorrido. Nas primeiras crises as ats não sabiam bem o que fazer, mas se mantinham próximas a João, o acompanhavam até sua casa e ficavam com ele até que o mal estar passasse. Numa dessas primeiras crises, ele olha para elas acintosamente e diz que sentia falta de mulher, elas ficam constrangidas e logo vão embora.

Com o passar do tempo, as ats têm conseguido sustentar a maternagem e têm experimentado formas de conecta-lo com o entorno elucidando dados de realidade imediata, tentam acalmá-lo e têm conseguido dar suporte suficiente para a saída do que a família chama de "crise" sem medidas mais drásticas como a internação. A acolhida à mãe e o manejo do duplo vínculo entre ela e João é outra ação que movimenta o território. Recentemente, numa de suas agitações, pela primeira vez, João abruptamente pega o cabelo de uma das ats, olha bem nos seus olhos e diz categoricamente: "não gosto de ser tratado como louco, vá embora e não volte mais". A at se assusta e vai embora assim que pode. Acolhemos ela na roda de AT, e o trabalho continua. João volta à reclusão, tem rejeitado os alimentos por considerar que eles "não estão em paz", a perda de peso do acompanhado é preocupante, não se dispõe a saídas, por menores que sejam, a medicação em altas dosagens funciona como camisa de força química. A situação é de impasse, e a internação novamente ronda as intenções da família e da equipe do CAPS.

Uma nova dupla de ats passa a acompanhar João e aos poucos ele tem melhoras importantes. Se mostra mais comunicativo e tranquilo, passa a morar com o pai que se torna uma referência de estabilidade afetiva e um importante parceiro dos ats. Depois de meses de melhora significativa, João começa a falar de um projeto de vida e seu desejo de se tornar pastor, voltar a trabalhar e ajudar a mãe na vida financeira e no cuidado ao irmão mais novo com seus graves problemas com álcool. Os ats acolhem e legitimam seu desejo, e junto com ele planejam ações concretas para viabilizar o que for possível. João passa a sair sozinho. Depois de algumas idas à farmácia próxima de casa, ele começa a ficar novamente muito ansioso. O pai se preocupa. João assedia sexualmente uma das atendentes da farmácia, a agitação toma conta dele. Os ats e o CAPS são acionados, ele entra em hospitalidade e depois de alguns dias recebe alta. Poucos dias depois da alta João volta a assediar uma mulher no condomínio onde mora com o pai. Ela o denuncia para a polícia. João é preso e depois encaminhado para internação psiquiátrica. O promotor ordena que após a alta, o paciente somente poderá circular acompanhado por familiares e apenas no trajeto de casa para os serviços de saúde mental. E é assim que se encontra João, novamente enclausurado em casa e numa camisa de força química. E de novo o AT precisa se reinventar para continuar a acompanha-lo.

São muitos os desafios e as relações de poder em jogo, e o AT se mantem imbuído de desejar e forjar ritornelos minimamente vivíveis, cambiantes entre o Fora e o Dentro. Para tanto, apostamos em relações amistosas. A amizade como um feixe transversal que nos arrasta para a construção de novas formas de existência e de relação na contemporaneidade é algo que muito interessa no fazimento do AT. É esta transversalidade como experimentação que atravessa e embaralha os poderes e saberes instituídos como protocolos clínicos e que se aventura na artesania e singularidade do projeto terapêutico de cada acompanhado.

Precisamos de uma clínica rizomática, exercida com o mais radical ecletismo e sede de experimentação. Uma clínica sem gênese, pois sempre fundante. Há que se lutar pela potência da vida contra todo poder sobre a vida. Um AT como programa vazio, pleno de virtualidades que querem se atualizar.

Para ser potente e a favor da vida, o AT deve ser feito para destruir as relações de poder despótico entre dois e/ou entre vários. Esta tarefa destrutiva no AT e na clínica segue par e passo com a tarefa construtiva que insiste em afirmar o ato de acompanhar como experimentação de encontros nada familiares, e talvez povoados por singulares amizades. Com essa postura ética, política e estética, tenho experimentado com alegria aproximações fecundas entre amizade, AT e perspectivas decoloniais. Me atraem ressonâncias entre o animismo maquínico de Guattari, o aquilombamento da clínica antimanicomial e o perspectivismo ameríndio, particularmente o conceito de afinidade potencial de Viveiros de Castro (2015) e suas ressonâncias com a amizade têm me intrigado, mas essa é outra história porvir.

REFERÊNCIAS

ARTAUD, Antonin. *O teatro e seu duplo*. São Paulo: Martins Fontes, 2006.

BLANCHOT, Maurice. *L'amitié*. Paris: Gallimard, 1971.

CARVALHO, Sandra Silveira. *Acompanhamento terapêutico: que clínica é essa*. São Paulo: Annablume, 2004.

CAUCHICK, Maria Paula. *Sorrisos inocentes, gargalhadas horripilantes – intervenções no acompanhamento terapêutico*. São Paulo: Anablume, 2001.

CASTRO, Eduardo Viveiros. *Metafísicas canibais: Elementos para uma antropologia pós-estrutural* São Paulo: Cosac Naify, 2015.

CONFIANÇA. Produção de Hal Hartley. Reino Unido, 1991. 1 fita de vídeo (1 h. e 47 min), VHS, son., color.

DELEUZE, Gilles. *Foucault*. São Paulo: Brasiliense, 1988.

DELEUZE, Gilles. *A Imagem-Tempo. Cinema 2*. São Paulo: Brasiliense, 1990.

DELEUZE, Gilles. *Conversações*. Trad.: Peter Pal Pelbart. Rio de Janeiro: Editora 34, 1992.

DELEUZE, Gilles. *O mistério de Ariana. Cinco textos e uma entrevista de Gilles Deleuze*. Trad.: Edmundo Cordeiro. Lisboa: Veja/Passagens, 1996.

DELEUZE, Gilles. *Crítica e clínica*. Trad.: Peter Pal Pelbart. Coleção Trans. São Paulo: Ed. 34, 1997.

DELEUZE, Gilles; GUATTARI, Felix. *O que é a Filosofia?* Trad. Bento Prado Jr. Rio de Janeiro: Ed. 34, 1992.

DELEUZE, Gilles; GUATTARI, Felix. *Mil Platôs. Capitalismo e esquizofrenia*. Vol. 4. Trad. Suely Rolnik. São Paulo: Ed. 34, 1997.

DELEUZE, Gilles; GUATTARI, Felix. *O Anti-Édipo*. São Paulo: Hucitec, 2010.

DERRIDA, Jacques. *Políticas de la amistat, seguido de el oído de Heidegger*. Trad. Patricio Penalver e Fracinsco Vidarte. Madrid: Editorial Trotta. 1998.

DERRIDA, Jacques. *Da hospitalidade.* Trad.: Antonio Romane. São Paulo: Escuta, 2003.

DIÁRIO de um cartógrafo: a Redução de Danos em Portugal. Produção de Ricardo Wagner Machado da Silveira e TV UFU. Uberlândia: TV Universitária da UFU, 2016 (1 h. e 25 min.), disponível em: https://www.youtube.com/watch?v=2aGLb1hlEOU&t=3662s

ELKAIM, Mony. *Se você me ama. Não me ame: Abordagem Sistêmica em Psicologia Familiar e Conjugal.* Campinas: Papirus, 1989.

EQUIPE DE ACOMPANHANTES TERAPÊUTICOS DO HOSPITAL DIA A CASA (org.) *A Rua como espaço clínico. Acompanhamento Terapêutico.* São Paulo: Escuta. 1991.

FERENCZI, Sandor. *Obras Completas.* Vol. 4. São Paulo: Martins Fontes, 1992.

FERENCZI, Sandor. *O Diário Clínico.* São Paulo: Martins Fontes, 1990.

FOUCAULT, Michel. De l'amitié comme mode de vie. *In:* FOUCAULT, Michel. *Dits et écrits.* Vol. IV. Paris: Gallimard, 1994.

FOUCAULT, Michel. *A verdade e as formas jurídicas.* 2ª ed. Rio de Janeiro: Ed. Nau, 1999.

FOUCAULT, Michel. A ética do cuidado de si como prática de liberdade. *In:* FOUCAULT, Michel. *Ditos e Escritos.* Vol. 5, Rio de Janeiro: NAU Editora, 2004, p. 264-287.

FULGÊNCIO, Leopoldo. Interpretando a história. Acompanhamento terapêutico de pacientes psicóticos no Hospital-dia A Casa. *In:* EQUIPE DE ACOMPANHANTES TERAPÊUTICOS DO HOSPITAL DIA A CASA (org.) *A rua como espaço clínico. Acompanhamento Terapêutico.* São Paulo: Escuta, 1991, p. 231-236.

GUATTARI, Felix. *Caosmose – um novo paradigma estético.* Rio de Janeiro: Editora 34, 1992.

GUATTARI, Felix; ROLNIK, Suely Belinha. *Revolução Molecular: pulsações políticas do desejo*. 3ª ed. São Paulo: Brasiliense, 1981.

LANCETTI, Antonio. *Clínica Peripatética*. São Paulo: Hucitec, 2008.

LANCETTI, Antonio. Cuidado e território no trabalho afetivo. *Cadernos de Subjetividade*. São Paulo: Núcleo de Estudos e Pesquisas da Subjetividade. Pós-Graduação de Psicologia Clínica, PUC/SP, São Paulo, n. 2, 2010, p. 90-97.

LANCETTI, Antonio. *Contrafissura e Plasticidade Psíquica*. São Paulo: Hucitec, 2015.

NAFFAH NETO, Alfredo. *A psicoterapia em busca de Dionísio: Nietzsche visita Freud*. São Paulo: EDUC/Escuta, 1994.

NEGRI, Toni; HARDT, Michael. *Império*. Rio de Janeiro: Record, 2001.

NIETZSCHE, Friedrich *Assim falou Zaratustra. Um livro para todo e para ninguém*. Trad. Mario da Silva. 4ª ed. Rio de Janeiro: Civilização Brasileira, 1986.

ORLANDI, Luiz Benedicto Lacerda. Corpo em arte (Carta ao Lume). *Revista do Lume*. Campinas: Unicamp, v. 1, n. 1, 2012, p. 36-41.

ORTEGA, Francisco. *Amizade e estética da existência em Foucault*. Rio de Janeiro: Graal, 1999.

ORTEGA, Francisco. *Para uma política da amizade: Arendt, Derrida, Foucault*. Rio de Janeiro: Relume Dumará, 2000.

ORTEGA, Francisco. Estilística da amizade. *In:* PORTOCARRERO Vera; BRANCO, Guilherme Castelo (org.) *Retratos de Foucault*. Rio de Janeiro: Nau Editora. 2000a.

ORTEGA, Francisco. *Genealogias da amizade*. São Paulo: Iluminuras, 2002.

ORTEGA, Francisco. Da ascese à bio-ascese ou do corpo submetido à submissão ao corpo. *In:*

RAGO, Margarete; ORLANDI, Luiz Benedicto Lacerda; VEIGA-NETO, Alfredo (org.) *Imagens de Foucault e Deleuze. Ressonâncias Nietzschianas.* Rio de Janeiro: DP&A, 2002a.

PALOMBINI, Analice de Lima *et al. Acompanhamento terapêutico na rede pública: a clínica em movimento.* 2ª. ed. Porto Alegre: Ed. UFRGS, 2004.

PASSOS, Eduardo; KASTRUP, Virginia; ESCÓSSIA, Liliana (org.) *Pistas do método da cartografia: Pesquisa-intervenção e produção de subjetividade.* Porto Alegre: Sulina, 2012.

PEDRAS, plantas e outros caminhos. Produção de Coletivo de ats; Rodrigo Sivieri; Sheila Nogueira. Uberlândia: TV Universitária da UFU, 2013 (51 min.) disponível em: https://www.youtube.com/watch?v=DM-YQXkT7LE

PELBART, Peter Pal. *Da clausura do Fora ao Fora da clausura. Desrazão e Loucura.* São Paulo: Brasiliense, 1989.

PELBART, Peter Pal. *A nau do tempo-rei: sete ensaios sobre o tempo da loucura.* Rio de Janeiro: Imago, 1993.

PELBART, Peter Pal. *A vertigem por um fio. Políticas da subjetividade contemporânea.* São Paulo: Iluminuras, 2000.

PELBART, Peter Pal. Poéticas da alteridade. *Bordas.* São Paulo: PUC/SP, n. 0, 2011.

PESSOA, Fernando. *O livro do desassossego.* 2ª. ed. São Paulo: Companhia de Bolso, 2023.

PORTO, Mauricio. *Acompanhamento Terapêutico.* São Paulo. Casa do Psicólogo, 2015.

ROLNIK, Suely Belinha. *Cartografia Sentimental, Transformações contemporâneas do desejo.* São Paulo: Estação Liberdade, 1989.

ROLNIK, Suely Belinha. Cidadania e Alteridade: o psicólogo, o homem da ética e a reinvenção da democracia. *In:* SPINK, Mary Jane. (org.) *A Cidadania em construção – uma reflexão transdisciplinar.* São Paulo: Cortez, 1994, p. 141-170.

ROLNIK, Suely Belinha. Hal Hartley e a ética da confiança. *Cadernos de Subjetividade*. São Paulo: Núcleo de Estudos e Pesquisas da Subjetividade, PUC/SP, São Paulo, v. 3, n. 1, p. 65-75, 1994a.

ROLNIK, Suely Belinha. O mal-estar na diferença. *Anuário Brasileiro de Psicanálise*. Rio de Janeiro, v. 3, n. 1, p. 97-103, 1995.

ROLNIK, Suely Belinha. Clínica nômade. *In:* EQUIPE DE ACOMPANHANTES TERAPÊUTICOS DO HOSPITAL DIA A CASA (org.) *Crise e Cidade*. São Paulo: EDUC, 2000, p. 84-96.

SENNET, Richard. *O declínio do homem público: as tiranias da intimidade*. São Paulo: Companhia das Letras, 1988.

SILVEIRA, Ricardo Wagner Machado *et al*. Pedras, plantas e outros caminhos: o acompanhamento terapêutico e algumas de suas interfaces com o cinema e o SUS. *In:* PALOMBINI, Analice Lima *et al*. (org.) *Além dos muros: Acompanhamento Terapêutico como política pública de saúde mental e direitos humanos*. Porto Alegre: Ed. Rede Unida, 2017, p. 127-138.

SILVEIRA, Ricardo Wagner Machado. A hospitalidade incondicional numa enfermaria psiquiátrica. *In:* PALOMBINI, Analice Lima; PASINI, Vera Lucia; ECKER, Daniel Dall"Igna. (org.) *Linhas do tempo: acompanhamento terapêutico na rede pública*. Porto Alegre: Ed. Rede Unida, 2022, p. 87-92.

STERN, Daniel. *O mundo interpessoal do bebê*. Porto Alegre: Artes Médicas, 1992.

TÃO longe, tão perto. Produção de Wim Wenders. Alemanha, 1993. 1 fita de vídeo (2 h. e 24 min), VHS, son., color.

TEIXEIRA, Francisco Elinaldo. *Documentário no Brasil: tradição e transformação*. São Paulo: Summus, 2004.

WINNICOTT, Donald Woods. Distorções do ego em termos de verdadeiro e falso *self*. *In*: WINNICOTT, Donald Woods. *O ambiente e os processos de maturação: Estudos sobre o desenvolvimento maturacional*. Porto Alegre: Artes Médicas, 1990, p. 128-139.